本当の自分との出会い

アーユルヴェーダハウス

＊＊＊
Wellcome
to
AYURVEDA
HOUSE

大平悦子
OHIRAETSUKO

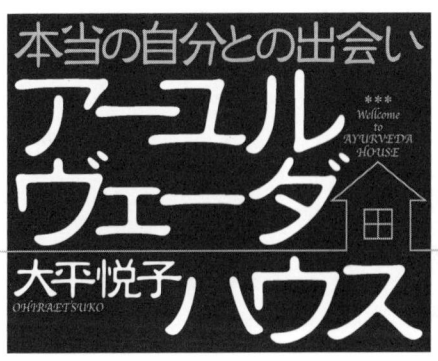

アーユルヴェーダの基礎概念と実践方法を
わかりやすく解説する入門ガイド

Recomendation

Miss Etsuko Ohira presents Ayurveda in the background of this book, making it very interesting reading for everyone. You will surely read about the essentials of healthy living as experienced first hand by Etsuko. I highly recommend this book.

Jason Chandler

著者はこの作品の背景にアーユルヴェーダを紹介していますが、そうすることで読者の皆さんにアーユルヴェーダに興味を持ってもらうよう取り組んでいます。読者の皆さんは、確実に、著者が実際に体験した健康的な生活の基本に触れることができるでしょう。私はこの本を強くお勧めします。

❖Jason Chandler氏のプロフィール

Ayurveda College Pty Ltd Australia（創立28年）代表取締役
Tibetan Medicine(チベット)卒業、Ayurvedic Medicine（インド）卒業
自然療法を習得(オーストラリア、日本、アメリカ)、Cert IV Ayurvedic Lifestyle Consultation及びAdvanced Diploma of Ayurveda（オーストラリア)卒業、コミュニケーション学士。

アーユルヴェーダの具体的な学び方

アーユルヴェーダを教えるスクールは、日本でも徐々に増えてきているが、往々にして「アーユルヴェーダの知識」を頭で教えることが多くなってしまう。頭で学んだアーユルヴェーダは、逆に有害で危険でもある。

「アーユルヴェーダの知恵」を学ぶには、正に本書に記載しているように、瞑想などを取り入れたヨーガ的ライフスタイルを実践しながら「内なるアーユルヴェーダの知恵」をハートで感じ取っていくことが必要であろう。

日本アーユルヴェーダ学会理事
富山大学和漢薬学総合研究所客員教授
上馬場　和夫

目次

［注釈］

著者自身、日本におけるオーストラリア・アーユルヴェーダカレッジの宣伝に携わっているが、本書のストーリーの内容は完全フィクションであり、登場する人物・出来事・舞台はすべて架空のものであることに注意していただきたい。アーユルヴェーダをできるだけ興味深く、分かりやすく解説するために、著者が創作したものである。このように、本書の内容は、現実のオーストラリア・アーユルヴェーダカレッジの講師陣、スタッフ、生徒とは一切無関係であり、彼らのプライバシーは完全に保護されている。

アーユルヴェーダハウス

――本当の自分との出会い――

はじめに

アーユルヴェーダは、サンスクリット語で「生命の科学」を意味する。一般にインドの伝承医学と見なされている。WHO（世界保健機構）はアーユルヴェーダを世界最古の、科学的でホリスティックな保健医療システムとして認知している。その知識体系は何万年もの間、伝統的に師匠から弟子へと口頭で伝えられ、五千年前にようやく文書により記された。

アーユルヴェーダは単なる医学体系ではない。肉体、精神、感情、魂という人間存在のすべてを扱う生命の科学である。人間の生死や霊性、大宇宙との密接なつながりを重要視する。人体は大宇宙の縮小図である、小宇宙と見なされている。

アーユルヴェーダによると、身体の生理的・心理的な機能は、複雑に相互に結びついている。心と身体は健康を維持するために、自然にそのバランスを維持しようとする。一般に、自然治癒力と呼ばれるものである。それは私たちに内在する。

アーユルヴェーダは、私たちの内側からその癒しの力を活性化させることで病を治療することに重点を置く。症状に焦点を当てる現代医学の対処療法とは異なり、病の根本的原因の解決を試みる。そのため診療では肉体的、精神的、感情的、霊的な次元での健やかさを診断する。根本的原因を取り除くため、病の再発を防ぐことができる。また自然治癒力を高めるため、病からの回復後、より健康になることができる。

診療においてその人の健康状態を判断する材料となるのは、食生活、ライフスタイル、家風、職場や家庭の環境、感情的・心理的または肉体的な毒素、社会環境、年齢、性別、個人の体質とその強みと弱み、精神状態、食べ合わせ、カルマの影響などである。「カルマの影響」というのは、自分の行為の結果は良くも悪くも自分に返ってくる、という宇宙法則の影響を指している。

アーユルヴェーダの基本的な目的とは、病気の治療、病気の予防と健康維持、長寿と若返りの三つであるが、なぜ私たちはそうまで健康でなければならないのか？　それは健康でなければ、生命の究極の目的、一切の束縛や苦しみからの解脱を達成することができないからである。この目的を達するための唯一の方法は瞑想である。不健康で病気を患っていたり、偏頭痛や腰痛などを抱えていたりしては、瞑想することができない。

一言で言うと、アーユルヴェーダによって心身を健康にして、瞑想して解脱することが目的なのである。ここでいう解脱とは、仏陀やイエス・キリストが一切の煩悩を克服し、宇宙の究極の真理を悟ったことと同様な意味合いを示す。もちろんそう簡単に誰もが仏陀やキリストになれるわけではないが、目標の目安として、彼らのレベルを目指すことが重要である。

一般の私たちは究極の真理まで行かなくとも、日常的なストレスの原因やうまくいかない人間関係の原因、抑圧された怒りや苦しみなどを悟ることができたら、それだけでも心身の健康に大きな改善が見られるだろう。

本書は一人でも多くの人に、アーユルヴェーダの本質を理解してもらうことを目的としている。

私たちは正しい選択をすることによって、前に進むことができる。アーユルヴェーダハウスに訪れる人々がすべて癒され、弱みや過去の失敗を克服していくかといえば、決してそうではない。結局、健康か不健康、前進か後退、幸せになるか不幸せになるかは、すべて自分自身の選択によるものだからである。

自分自身を直視するのは、とても難しいことである。幸せになるのも不幸になるのもすべて自分自身の選択であるということは、私たちは皆、本質的に分かっている。突き詰めれば突き詰めるほど、自分が情けなく無知に感じられ、怒りが溢れだすこともある。今まで気がつかなかった感情や、気がつかない振りをしていた気持ちに直面することもある。

それでも私たちは、前進しなければならない。より自由で健康で幸せになるために。そして究極の目標に到達するために。

1　アーユルヴェーダハウスへようこそ

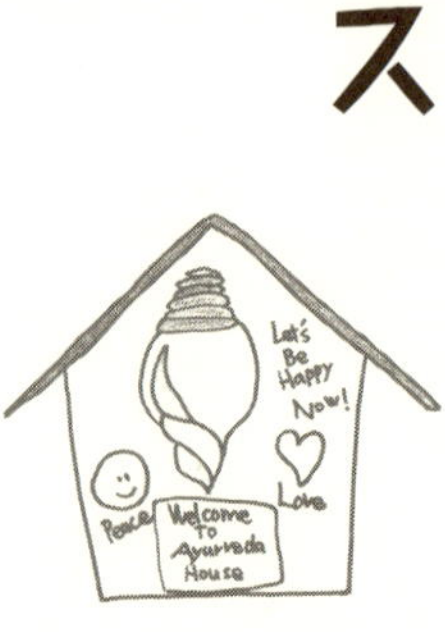
Let's Be Happy Now!
Love
Peace
Welcome To Ayurveda House

出会い

怖かった。何故だか無性に怖かった。何をそれほど怖がっているかは分からなかったけれど、怖かった。それは子供が空想上の怪物を怖がる感覚に似ている。

その時は、自分が何かに脅えていることすら分からなかった。振り返ってみると、よく分かる。私は、自分自身に向き合うことを恐れ、自分の影から逃げていたのだ。

その長い真っ黒な影は、よく私を真夜中に起こした。夢の中で、それは追いかけてくるのだ。私は必死に逃げようとするが、足がもつれてうまく走れない。喉はからからで、叫びたいのだが声が出ない。影はとうとう私に追いつく。私は真っ逆さまに落ちていく。

そこで大抵目が覚める。汗でパジャマはぐっしょりと濡れている。心臓はばくばくと鼓動を打っている。現実の世界に戻ってきたのだという安堵感で、泣きそうになる。私の横で寝たことのある友人たちは、私が歯と顎の骨が砕けそうな勢いで歯ぎしりし、時折苦しそうな呻き声を上げていたと言う。私自身は影に追いかけられること以外は、何も覚えていない。

私は、地味で目立たない存在である。自分に自信がないから、あえて目立たないようにしている。どの教室にも一人はいる、いてもいなくても分からないような地味でおとなしい生徒。成績は普通、運動神経も普通、素行も普通の平凡を絵にしたような子。それが本当の私なのかどうかは分からない。しかし人からはそう思われたくて、一生懸命に「どこにでもいる普通の子」を演じていたような気がする。

影に追いかけられる夢は、いつ頃から始まったのだろう。小学生の頃からずっと見ていたような気がする。中学生になり、学校に行くのが嫌になった。体調不良を理由によく欠席し、一日中、部屋に引きこもって映画を見たり、音楽を聴いたりしていた。親は心配し、私を心療内科に連れて行った。お医者さんは、軽度の対人恐怖症だと診断した。私は自意識が極端に強い上に、感受性が強すぎるから、他者とのコミュニケーションにおいて過敏に反応しすぎるのだと言っていた。

実際、その通りだった。私は人と話すとき、顔が火照って相手の顔を直視することができず、緊張で言葉がのどに引っ掛かり、どもってしまうのだ。家族やごく少数の友人とは、緊張せずにコミュニケーションできた。お医者さんは私に、もっと自分に自信を持ちなさいと励まし、しばらくの間治療のために通院させた。

心療内科で行った治療は、ヒプノセラピーと呼ばれる催眠療法だった。私はゆったりとしたリクライニング・チェアに横になり、お医者さんの催眠誘導に従って深呼吸などをして催眠状態に入る。催眠状態とは、表の意識または判断力が眠り、潜在意識のみが働いている状態のことである。その間お医者さんは、私には自信があり、心配することなど何もないといった暗示をかけた。数回の通院で効果は表れてきた。私は以前ほど、人と話すとき緊張しなくなった。登校拒否をすることが少なくなっていった。両親はほっと胸を撫でおろした。

こうして私はなんとか中学、高校、大学を無難に切り抜けることができた。大学では英文学を専攻していた。英語を話せるようになりたくて、毎年夏休みにカルフォニアでホームステイをしていた。日本でもなるべく外国人の友人と多く付き合うようにして、英語力を磨いていた。

大学を卒業してある日系の大手の企業に就職してから、職場における極度の人間関係のストレスで、ヒプノセラピーによって潜在意識の奥深くに眠らされていた対人恐怖症がまた目を覚ました。

それは同僚と目を合わせて会話することができなくなったことから始まった。相手の目を見ると、激しい緊張感に襲われ、下腹がきりきりと痛みだすのだ。そういう風に反応する自分を、情けなく恥ずかしく感じた。あるとき上司に仕事上のミスについて注意されている最中に、たまらなくなりトイレに駆け込み、大泣きしながら嘔吐した。その後会社中の人にそのことを噂されている気がして、会社に行けなくなった。家の外に出ることさえ怖くなった。食事は咽喉を通らなくなった。私は急激に痩せていった。

オーストラリアに行くことにしたのは、単なる成り行きである。

会社を辞め、自宅に引きこもり、毎日インターネットをしていた。インターネットで何をしていたかというと、さまざまな心理療法の情報を集めていたのである。色々な療法があったが、私が興味を引かれたのは、ヨーガ療法である。ガネーシャという象の神様のイラストが描かれてあるウェブサイトに、ヨーガの体操や呼吸法を訓練すると、対人恐怖症や自律神経失調症が治ります、と書いてあった。

ヨーガについてもっと知りたくて、莫大な量のウェブサイトを片っ端から読んでいった。ヨーガは古代インドに発祥し、何万年もの間途絶えることなく、心身を制御するための修行法として行じられてきたそうだ。最近はフィットネスを目的とした健康ヨーガが一ブームとなっているが、伝統的なヨーガとは基本的に目的において異なる。ヨーガの目的は、心と肉体、感覚器官を完全に制御し、最終的に輪廻転生のサイクルから解脱することである。私は、輪廻転生やスピリチュアリティについてはよく分からなかったが、自分の心身の状態を制御できるようになる、というアイディアが気に入った。そしてヨーガと切っても切れない相関関係にあるアーユルヴェーダについても学んでいった。ヨーガで心を浄化し、アーユルヴェーダで肉体を浄化するそうだ。

対人恐怖症とストレスで激やせした私は、心身ともにかなり不健康だった。頬はこけ、肌はざらざらで皺だらけ、髪は乾燥でぱさつき、ここ最近は抜け毛がひどかった。

就職してから一人暮らしをしていた私が料理をすることはほとんどなく、大抵外食で済ませていた。自宅に引きこもり始めてからは、まともな食事をすることはなく、時折インターネットの宅配サービスで、電子レンジで温めるだけのレトルト食品やカップラーメンをまとめ買いし、それらを食べて飢えをしのいでいた。いずれにしても心が機能不全になっていて何を食べても味が分からなかったので、食事のことなどどうでもよかった。
そしてある日、とうとう私の人生を変えるあのホームページに行き着いたのである。

オーストラリア・アーユルヴェーダハウスへようこそ。

いかにも素人が作ったようなホームページだった。内容も大雑把で、詳細が記されていなかった。アーユルヴェーダの勉強といえば大抵はインドかスリランカのはずなのに、オーストラリアというところがユニークだと思った。私は突然、そのアーユルヴェーダカレッジに電話してみたい欲求に駆られた。何かをしたいという外向きの欲求を感じたのは、久しぶりのことだった。

電話番号を押しているとき、指が震えた。最初、国番号が必要なことを忘れていて手間取った。何度か試行錯誤して、ようやく電話がつながった。緊張した。電話で顔は見えないからと自分を必死に励ました。数十回の呼び出しの後、突然、ハローと男の人が電話に出た。私は緊張で思わず、ハ、ハ、ハ、ハロー、マ、マ、マイネームイズ、マイネームイズ、、、マリ・サダオカとどもってしまった。

男性は穏やかな優しい口調で、どういったご用件ですかと言った。私は、日本から電話していて、カレッジのコースに興味があって詳しく知りたいと思っていることなどを話した。不思議なことに、最初の緊張とは打って変わって、言葉がすらすらと出てきて、自分の思っていることは何でも話せるような気になっていた。受話器の向こう側にいる男性の存在が、私に安心感を与えていたのだ。男性は深みのある低い声で、一語一語ゆっくりはっきりと話してくれた。その静寂で美しい音楽のようなトーンで話しかけられると、真暗闇の中で硬直していた私の心が少しずつ解れ、静まっていくのが分かった。

「どうしてアーユルヴェーダに興味を持ったのですか？」と、その男性は聞いてきた。私は突然、全てを打ち明けたい気分になった。

小さい頃から人と接するのが苦手で引きこもりがちなこと。対人恐怖症の治療を受けたこと。会社の同僚と不倫し、その男の子供を2回中絶したこと。その男には他にも社内に愛人がいて、その愛人は私が所属する課の課長でいつも目の敵にされていて、いじめられていたこと。そうした複雑な人間関係の中で、また対人恐怖症がぶり返してきたこと。会社どころか、怖くて外出もできなくなり、二か月近く一歩も外へ出ていないこと。昼も夜もない、生きているのか死んでいるのか分からない生活を送っていること。

でも私は何も言えなかった。思いは走馬灯のように脳裏を駆け巡り、心臓はばくばくと高鳴っているのだが、言葉は空中分解してしまうのだ。気がつくと私は、嗚咽をあげて泣きだしていた。ごめんなさい、ごめんなさいと言うのが精一杯だった。

男性は黙って静かに、私が自分を取り戻すのを待っているようだった。しかしなかなか私が泣きやまずにいると、男性は突然、

「泣くのはやめなさい。もしこれ以上、泣き続けるのなら、今すぐ電話を切るぞ。今すぐにだ」と迫力のある大きな声でぴしゃりと言った。

その声の勢いにびっくりして、私は急に現実の世界に引き戻された。そうだ、今は会話の途中だった。男性の声には、有無を言わせぬ激しさと威厳があった。

「いいか、よく聞きなさい。もう一度話の途中で泣き出したりすると、今度は絶対に切るからな。君は私の貴重な時間を無駄にしている」

時間の無駄と言われ、また泣きそうになったが叱られると思い、必死にこらえた。

「それでいつから来るつもりなんだ？」

「は、はい？」

「オー、ス、ト、ラ、リ、ア、に、は、い、つ、来、る、の、か、と聞いたんだ！　何度

も同じことをいわせるな、集中して聞きなさい」

「すみません」

「君はアーユルヴェーダを勉強したいのだろう？　いつ始めるつもりなんだ」

「分かりません、でも、できるだけすぐに……」

「明日来れそうかい？」

「明日？　明日なんて絶対無理です！　不可能です」

私はびっくりしたが、何だか急に胸がわくわくしてきた。

「じゃあ明後日は？」

「明後日も無理です」

「来週は？」

「来週も無理です……でも再来週だったら何とかなるかも……」

結局、それから一か月後、オーストラリアに旅立つことになった。借りていたマンションの契約を解約し、何か月も掃除していなかった部屋を掃除し、役所に届を出し、出国の準備をするなど色々やらねばならないことがあったからである。

家族や友人たちは、私の突然の決断に驚いてはいたが、喜んでいたことは確かだった。

彼らは無気力に引きこもっていた私のことを、心の底から心配していたのだ。私が外に出る決意をしたことは、彼らを励ますことにもなった。

そして私は今、オーストラリアのアーユルヴェーダハウスにいる。アーユルヴェーダハウスというのは、アーユルヴェーダカレッジの別称である。

空港に、スタッフの一人であるレーナが迎えに来てくれた。レーナは三十代後半のスウェーデン人の女の子である。アーユルヴェーダハウスで十年以上働いているそうだ。年齢は私とそれほど変わらないのに、彼女は物静かで落ち着いた雰囲気の人で、とても上品で大人びて見えた。長い金髪の髪が美しかった。レーナは優しい女医さんのような対応をしてくれた。そのため初対面でも緊張せずに済んだ。

電話で話したあの男性は、アーユルヴェーダカレッジの学長だった。これから実際に会うのだと思うと、緊張して胸がドキドキする。まるで初めてお見合いの相手に会いに行くかのようだ。レーナは私の緊張を察し、優しく、大丈夫、心配することは何もないわ、と言って、私の気分を和ませてくれた。

空港からアーユルヴェーダハウスまで、車で約二時間半近くかかる。ハウスへの道中では、今まで写真でしか目にしたことのない美しい大自然の光景が広がっていた。空の大きさと空気のすがすがしさに圧倒された。黄金色の稲穂が風にそよぐ、牧歌的な農園風景は、山の中に入るまで途切れることなくどこまでも続いていった。時折、ワラビーというカンガルーによく似た動物が道の端で、まるでヒッチハイクをしているかのように突っ立っていた。不運にも自動車にぶつかってしまったワラビーの死骸が、道路に転がっていることもあった。

ハウスに到着したのは夕方だった。空港には早朝到着していたのだが、途中でショッピングセンターに立ち寄り、雑貨や食料の買い物をしていたので遅くなったのだ。夕暮れ時の空はオレンジ色と藍色、薄紫色、ピンク色が入り混じり、山稜の彼方に雲が吸い込まれるかのように流れていた。そのあまりの美しさと新鮮な空気に私は思わず溜息を洩らした。優しい夜の艶やかなベルベットの幕が今にも落ちそうな瞬間に、先生とようやく対面することができた。熱気が冷めた、ひんやりとした夕暮れの風が、頬に柔らかく心地よく感じられた。

ハウスでは改築作業が行われており、先生は汗と泥で汚れた作業着に身を包んでいた。そして頭には作業用の薄汚い帽子を被っていた。改築作業は、プロの大工が行うのではなく、先生自身が直接行っていたのである。先生はフレンドリーな笑顔で、こんな恰好で失礼と言った。

「はじめまして、定岡真理です、電話では失礼しました」

と私は震える声で言った。

「遅かったじゃないか。皆、君に会うのを楽しみに待っていたんだよ」

先生の、そのすがすがしく清らかな笑顔に驚いた。こんなきれいな顔をしている人にあったのは生まれて初めてだった。眼は鋭く、まるで全てを見通しているかのようだった。私はうっすらと汗を掻いた掌を握りしめ、ごくりと唾を飲み込んだ。

私の人生を変えることとなった、アーユルヴェーダハウスでの生活はこうして始まった。

授業開始

考えてみれば、私はインドに行くべきだったのかもしれない。アーユルヴェーダの本場はインドだから、やはり勉強するなら、本場に行くほうが良いのではないかと思い始めていた。しかし、私は今ここにいる。これは理屈を超えた運命なのか。

カレッジでの授業の一日目、私の参加する予定のクラスの生徒全員が、先生とともにバルコニーのテーブルに座っていた。テーブルの上には、人数分のカップとお茶が入ったポットが置かれていた。皆は和やかな雰囲気でテーブルを囲んで、楽しくおしゃべりをしていた。私がバルコニーにやって来ると、皆一斉に興味深そうに私を見た。テーブルの端に座っていた先生は何事もなかったかのように、いつも通りの落ち着いた調子で、「お帰り、皆、君に会えるのを首を長くして待っていたよ」と言った。まるで私がそこに来るのが、最初から決まっていたかのように。

自分自身を直視し、自分の良い面や悪い面、愚かなところや過去に犯した過ち、日々の生活の中での過ち、無知さなどすべてをありのまま丸ごと受け入れることが、自分自身と和解することだという。一見簡単そうに聞こえるが、私たちは自分が思うよりもずっと頑固なのだ。なかなか過ちを認めようとしない。たとえ認めることができても、自分自身を変えることはさらに難しい。そして、いつも良い悪いや損得などを比較分析し、判断を下したがる。

しかし、心の健やかさを得るためには分析や判断は無用だ。物事を無条件であるがままに受け入れることが重要だ。大宇宙の森羅万象は、ある理由のために生じている。その理由の多くは、私たち人間には理解できないのだ。神様しか分からない。

過剰な欲求に苦しみ、持たざる不幸を嘆くよりも、今目の前にある小さな幸運に感謝し、満足することのほうが日々の暮らしを充実して生きる上で重要なのだ。

自己との和解は、ごうごうと流れる川の向こう岸に渡るようなものだ。向こう岸に渡るためには、川を飛び越えなくてはならない。飛び越えるのは一瞬のことだが、大きな勇気と決断力がいる。

逃げる場所などどこにもない。インドに行けば、偉大な師（グル）が救世主として現れ、私を助けてくれるというのは、非現実的な妄想だった。私は、神経症を患っているという現実から逃げていただけなのだ。

そのことを先生が教えてくれた。先生が直接そう言ったわけではないが、私は気づくことができた。しかしその頃の私は心が荒んでいたので、先生の愛と力に素直に感謝する気には全くなれなかった。

クラスメート

クラスメートはフレンドリーに、新顔の私に次々と話しかけてきた。オーストラリア人が四名、スペイン人が一名、イギリス人が一名、そして日本人の私という合計七名のメンバーでクラスは構成されていた。皆、世界の各地からアーユルヴェーダを勉強するためだけに、ここに集まってきているのだ。

クラスの定員は十五人以下に制限している。それは直接指導を重視しているためである。大きなクラスになればなるほど、お互いの顔が見え難くなり、生徒同士の交流も限られてくる。クラスの規模が小さいと、先生と触れ合う機会が多くなり、直接指導してもらえる。ここでは生徒一人一人がとても大事にされている。

オーストラリア人チームには、まずパースから来たサリーがいる。サリーは、二十代後半の背が高い金髪の女性である。頭の中はいつも男性のことばかり考えており、常に複数のボーイフレンドを持っている。

そしてメルボルンから来たジムとキャシーのカップルがいる。二人もサリーと同じく二十代後半である。

もう一名のオーストラリア人は、メリッサという三十代後半の女性である。メリッサは年齢よりもはるかに老けて見えた。肌にも髪にも艶はなかった。第一印象は、神経質で気分屋という感じだった。私は最初、メリッサのことを怖い人だと思っていたが、その外見とは裏腹に、実際には、彼女がメンバーの中で一番優しい人だったのかもしれない。

それからスペイン人のアニーがいる。クラスの中で最も若い二十歳である。アニーのお兄さんもアーユルヴェーダを勉強していた。お兄さんはもうカレッジを卒業していて、スペインに帰国している。現在、スペインでアーユルヴェーダサロンを経営しているそうだ。アニーも帰ってから、お兄さんと一緒にサロンで働くらしい。そのためクラスの中では誰よりも熱心に勉強していた。

カルフォニア在住のイギリス人のナンシーは、私と同じで途中からコースに入学してきた。このグループの中では最年長の四十代前半だった。彼女はかなりユニークな性格をしていた。良く言えばエクセントリック、悪く言えば、自己中心的で非常識極まりない。支配欲がものすごく強く、気の弱い私は、いつも彼女に命令され、ぱしりに使われていた。

マントラ

「さて、全員が揃ったところで中に入ろう」

と、先生は皆を講義室の中に導いた。講義室のテーブルには、各自の席に水を飲むためのグラスが用意されていた。

アーユルヴェーダの授業は、いつもガーヤトリ・マントラというインドに古くから伝わるマントラ（真言）を唱えることから始まる。授業の終了時にもこのガーヤトリ・マントラを唱える。

オーム・ブールブワッスワハ
オーム・タットサヴィトゥールワレーニャム
バルゴー・デーヴァッシャ・ディーマヒ
ディヨーヨーナ・プラチョーダヤート
オーム（繰り返し×3回）

ガーヤトリ・マントラは、マントラの中でも最も神聖なマントラと言われ、繰り返し唱えることによって心が浄化され、健気で神聖な気持ちになれるという。胸の前で両手のひらを合わせて合掌し、先生のリードに従い、皆一緒にマントラを唱える。スピードは早すぎず遅すぎず、トーンは高すぎず低すぎず、全員一体となって、調和のエネルギーを生み出すかのように唱えなければならない。

　マントラ一つにおいても、チームワークや協調性を重視しなければならない。社会的適合性を養うこと、そして社会に貢献できるような人間に成長することは、アーユルヴェーダにおける重要な目標の一つである。

　またアーユルヴェーダの施術においては、数名のグループでオイルマッサージなどの

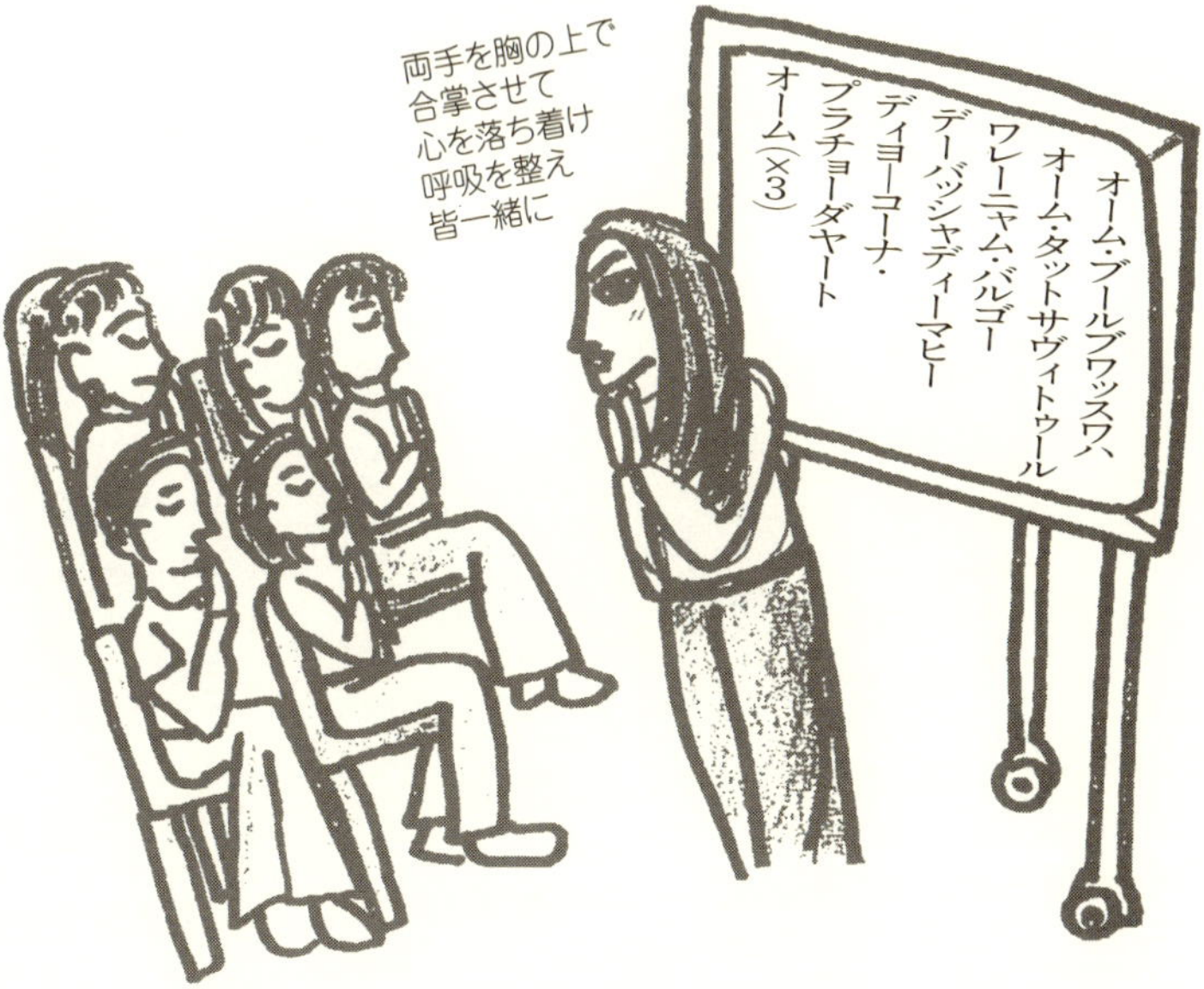
両手を胸の上で
合掌させて
心を落ち着け
呼吸を整え
皆一緒に
オーム・ブールブワッスワハ
オーム・タットサヴィトゥール
ワレーニャム・バルゴー
デーバッシャディーマヒー
ディヨーコーナ・
プラチョーダヤート
オーム(×3)

セラピーを行うため、チームワークや協調性は不可欠なのである。一人一人がばらばらな動きをしていたり、対立や不調のエネルギーがあると、癒しは起こらない。

マントラを唱え終わり静かにゆっくりと目を開けると、先生が教壇に立っているのが見えた。

「Welcome to Ayurveda house.（アーユルヴェーダハウスへようこそ）」と言って、先生は静かに、そして厳かに講義を始めた。

2 医食同源

アーユルヴェーダ・クッキング

授業は通常、前回までの復習から始まる。聞き慣れないサンスクリット語の専門用語が頻繁に登場し、私は正直ちんぷんかんぷんだった。

授業のある日は大抵午前中に一回、午後に一回、ティータイムがある。クッキーなどのおやつを食べながら、チャイやジンジャーティーを飲むのだ。チャイとは最近、世界中で人気を集めているインドのスパイスティーのことである。生姜、グリーン（季候に応じてブラック）カルダモン、クローブ、シナモン、フェンネルなどのスパイスが使われる。これらの各スパイスにそれぞれ異なる効能があるが、チャイは基本的に消化促進、疲労回復、痛み、冷え症などに効くと言われている。

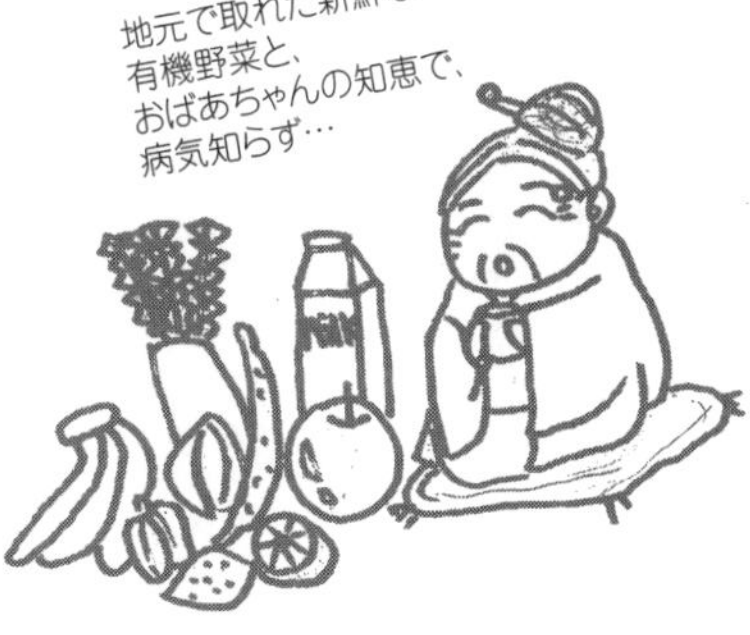
地元で取れた新鮮な
有機野菜と、
おばあちゃんの知恵で、
病気知らず…

作り方はまず、これらのスパイスを水に入れて沸騰させる。お茶の葉を入れる前の、このスパイスティーがジンジャーティーと呼ばれるものである。これにアッサムティーやダージリンティーの茶葉を入れ、ほぼ同時に牛乳を混ぜ、沸騰させた飲み物がチャイである。最初は水と牛乳の量の加減、スパイスの分量の加減など、なかなか上手くいかないことが多い。私は、牛乳を多く入れすぎたり、少なくしすぎたり、なかなか美味しいチャイを作ることができなかった。

一度、お茶の葉を入れすぎて飲むに耐えないチャイを作ってしまったことがある。先生は一口飲み即座に口から吐き出し、残りをベランダに捨てた。そしてレーナに新しく、美味しいチャイを作らせた。マリは当分チャイを作らなくてもいい、と言われた。先生から、

「マリが作るチャイは毒水だ」

と言われ、私は悔しくて、思わずトイレに駆け込み泣いてしまった。

ランチはいつもクラス全員で協力して用意する。その日のランチのメニューは、豆カレー（ダール）とサラダだった。ひよこ豆、チャナ豆、ムング豆、レンズ豆など多種の豆があるが、その日は赤レンズ豆を使った。季節は梅雨だった。オーストラリアは梅雨の間は疲れやす

チャイの作り方

①鍋に水とスパイスを入れ沸騰させる。

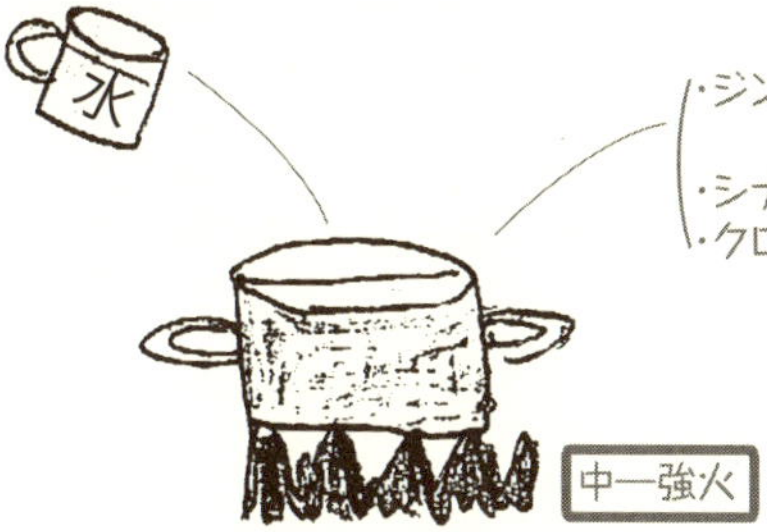

- ・ジンジャー
- ・シナモン
- ・クローブ
- ・カルダモン（グリーンまたはブラック）
- ・ファンネル
- ・こしょう

②沸騰したら、茶葉（アッサムティーなど）を入れる。

③茶葉を煮込みすぎると苦くなってしまうので、あまり間を空けずに牛乳を入れる。

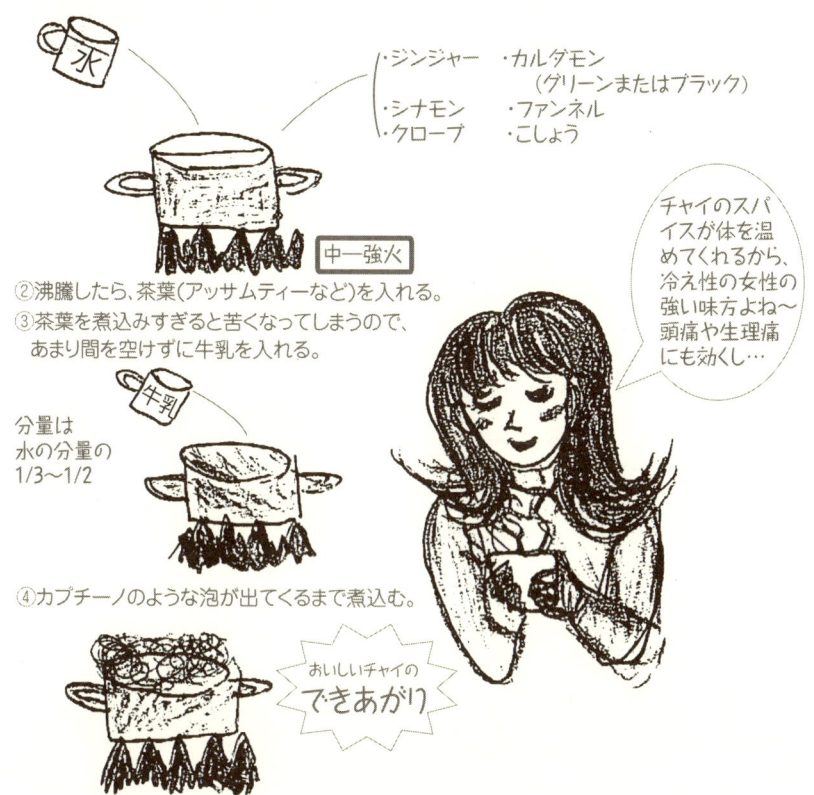

分量は
水の分量の
1/3〜1/2

チャイのスパイスが体を温めてくれるから、冷え性の女性の強い味方よね〜頭痛や生理痛にも効くし…

④カプチーノのような泡が出てくるまで煮込む。

おいしいチャイの
できあがり

く消化力が低下するので、一番消化にやさしい豆を食べるほうがよいからだ。ライスは世界の米の中で最も栄養価が高いといわれる、インドのバスマティライス。サラダには通常、レタス、トマト、きゅうり、セロリなど、一般的にサラダに使われる野菜を使う。

ダールの調理を担当したのはキャシーだった。ジムはサラダ・ドレッシングを作った。残りのメンバーは野菜を切った。私は米の文化のアジア人だからという理由で、いつもライスを炊飯ジャーにセットする役割を任命されていた。

このように台所では、皆それぞれの役割に責任を持たねばならなかった。台所におけるチームワークも、クリニックにおけるチームワークと同様に重要視されていた。

ダール担当者が調理している間は、全員でその光景を観察しなければならない。観察を通じて学ぶのである。日本の伝統的な寿司職人の修業みたいだ、と私は思った。次回の調理の際には、別の者が調理に挑戦する。

ダールの調理方法は、まず赤レンズ豆と水を、一対四の割合で鍋に入れ火にかける。約大さじ一杯のウコン粉末とひとつまみの赤唐辛子粉、ひと握りの粗塩を入れる。これらのスパイスの分量は、人数によって変える。途中何度もよくかき混ぜながら、沸騰させる。沸騰した時点で、弱火にする。その一方で、フライパンにギー（無塩バターを沸騰させて水分を取り除いた澄ましバターのこと）を入れ、縁のほうから煙が出るくらいまで熱する。十分に熱したところで、ブラックマスタードシード、クミンシード、アジュワンシードを入れる。マスタードシードが飛び跳ねるくらい熱したところで、玉ねぎと生姜を入れ、こんがりきつね色になるまでしっかりと炒める。しっかりと火を通すことにより、味は辛味から甘みに変わり消化にやさしくなる。この時点で、アサフォティーダ（ヒング）を入れる。これらのスパイスは、消化吸収を助け、腸内ガスを追い出すという効能を持つ。そしてトマトとにんにく少々を入れ、よく炒める。

玉ねぎとトマトは、よく炒めなければならない。これらの野菜は、ラジャスと呼ばれる激性の性質を持つ。しかしよく炒めることによって、その性質を変えることができる。実際、それらをよく炒めると、味は辛味や酸味から甘味へ変わる。辛味や酸味は刺激的だが、甘味はやさしい。

ランチの支度ができた。私たちの関心は、先生のコメントである。緊張の瞬間だ。

先生はまず、スプーンで一さじすくい、その大きく高い鷲鼻で犬のようにくんくんと匂いを嗅ぐ。ダールを担当したキャシーは、不安そうにそわそわしている。先生はスプーンを一さじまた一さじすくい、どんどん口に運んでいく。これは合格点に達していたのだろ

ダールの作り方

①鍋に赤レンズ豆と水を1:4の割合で入れ、火にかける(約20〜30分)

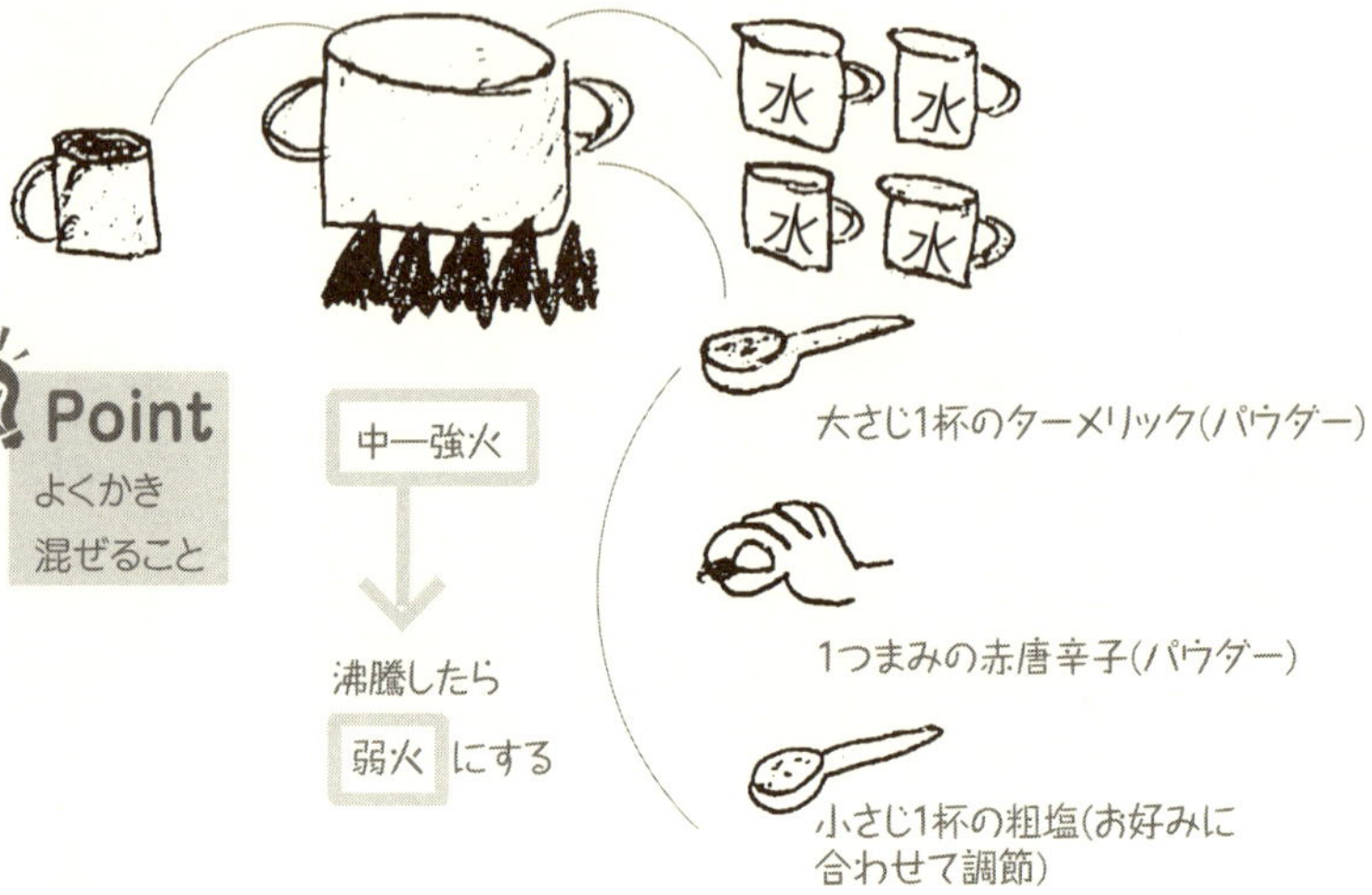

②ギーをフライパンに入れ、十分に温まったらスパイスを入れる。
マスタードが飛び跳ね出したら、玉ねぎと生姜をきつね色になるまで炒める。

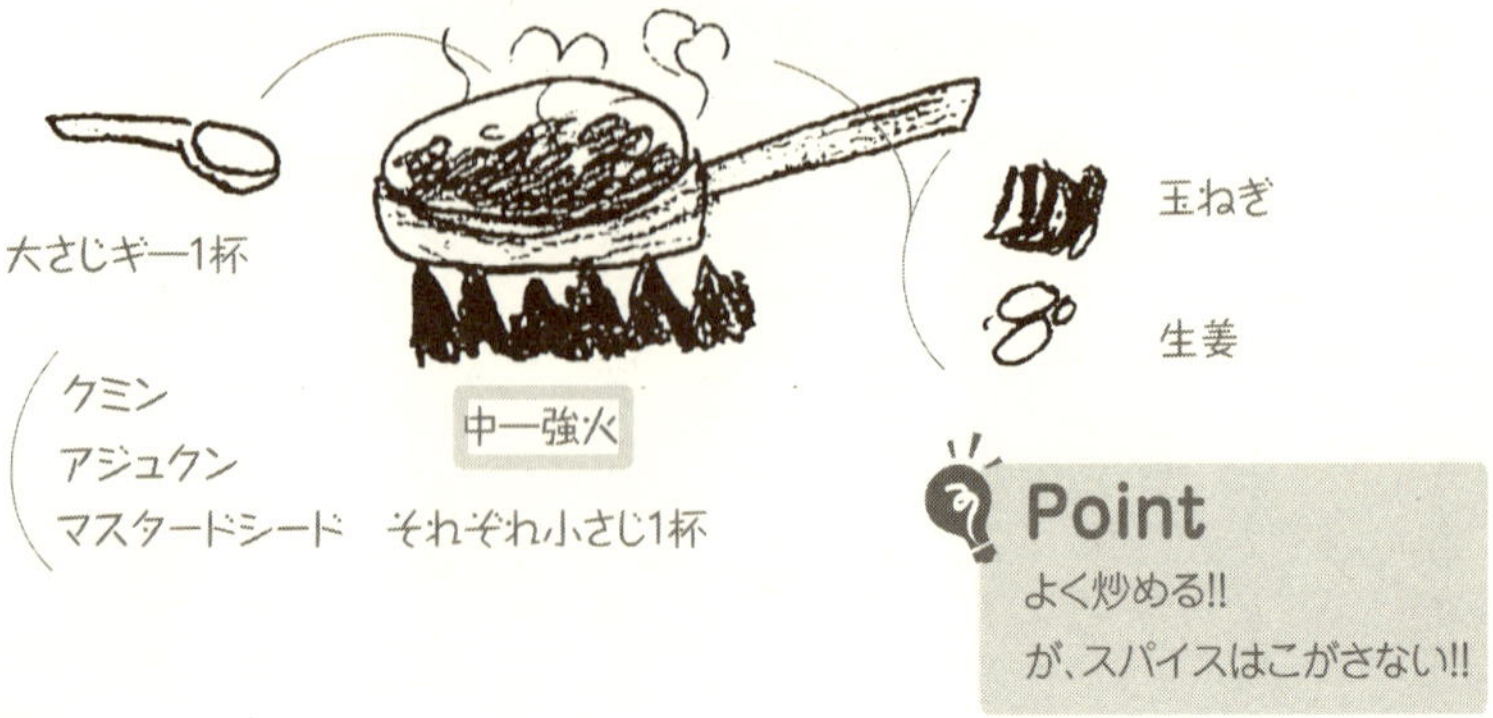

③玉ねぎがしっかりと炒められたら、ヒング(アサフォティーダ)を入れる。

Point
ソースを作る感じで、しっかりと形がなくなるまで炒める!!

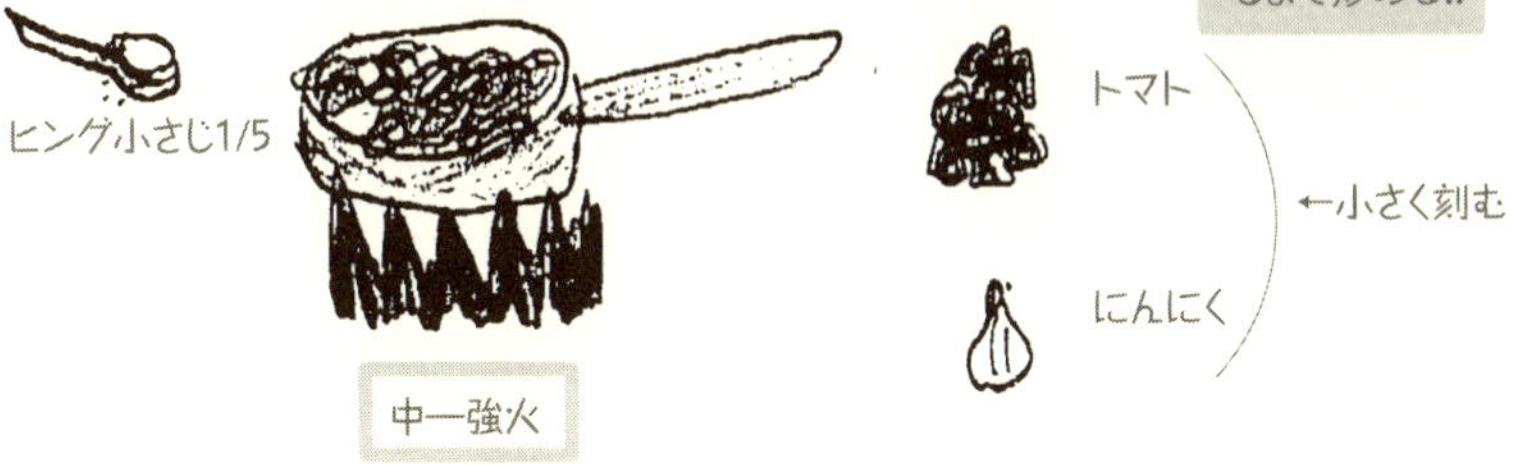
ヒング小さじ1/5
中—強火
トマト
にんにく
←小さく刻む

④　③を①に入れる。よくかき混ぜ、そのまま15〜20分ほど火にかけておく。

完成

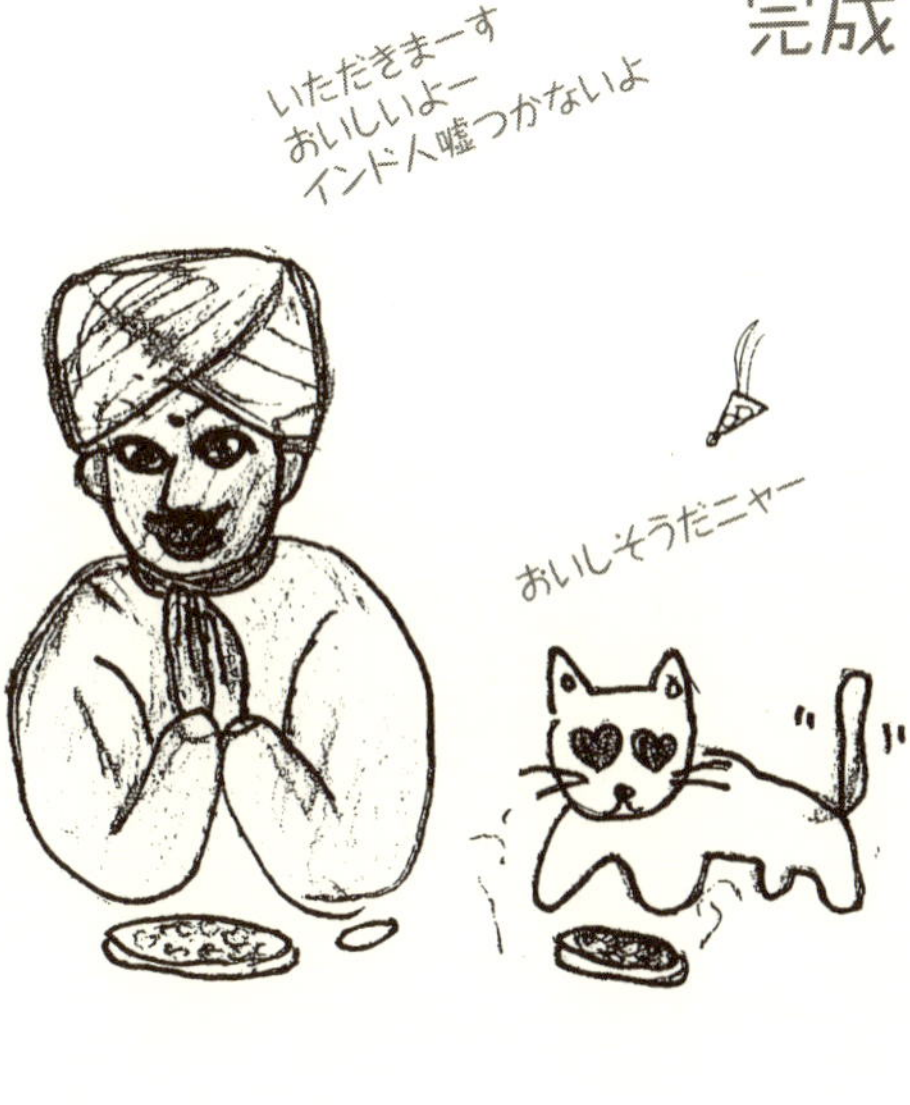
いただきまーす
おいしいよー
インド人嘘つかないよ
おいしそうだニャー

参考
日本ではカレーに使用する食材としては、あまりなじみのないものかもしれませんが、ベジタリアンの多いインドでは、豆は肉に代わるタンパク質源として重要です。ダール(豆カレー)はインドやその周辺の国々では、家庭料理を代表するものです。

うか？

皆も続き、ダールを口に運ぶ。私は九十点と思っていた。しばらくの間、皆、夢中で食事を取っていた。ずっと無言で食べていた先生が、

「うーん、悪くはないが、まあ七十点程度だろう」

と突然言った。私の口には、ほぼ完璧に感じられた。

「どこがダメだったのかしら？」

キャシーががっかりして先生に尋ねた。スパイスが焦げていたのさ、と先生は言った。焦げたスパイスは腹痛を引き起こすことがあるため、危険なのである。

私たちは毎回食事の席で料理した人を確認し、どうやってもっと美味しくすることができるかについて、建設的に意見を交換していた。

それにしても先生の嗅覚と味覚は恐るべしである。動物のように鋭い。いつも料理や加工食品などに使われている材料やスパイスをぴたりと言い当てる。先生は化学調味料などの合成添加物を一切口にしない。私も三十年くらい、このような健康的な食生活をしていたら、先生のような鋭い嗅覚と味覚を持つことができるのだろうか。私は今までレトルト食品や冷凍食品、ファーストフードを食べすぎて、舌の味覚が麻痺しているみたいだ。微

妙な味の違いなど、ほとんど感じられない。

アーユルヴェーダによると、味は単なる偶然の産物ではない。消化管神経を刺激し、消化力を機能させるものである。料理は美味しくなくてはならない。美味しそうな料理の匂いや外観は、アグニと呼ばれる消化の火を掻き立てるため、私たちは食欲を感じ、食事を上手く消化することができる。逆に、栄養が豊富であっても、まずそうな食事や、実際にまずい食事に対しては、私たちは食欲を失い、消化の火は消えてしまう。これは非常に合理的な考えである。

欧米の現代食事法・栄養学[1]は、主に食物の物質的性質に焦点を当てている。例えば、個人の年齢、身長、体重、病気・症状に関わるタンパク質、炭水化物、ビタミン、ミネラル等の含有量などである。現代栄養学では、味は単なる偶然の産物で、栄養素や消化吸収には無関係とされている。また消化吸収や排泄のプロセスにはほとんど注目していない。

先生は後で私にだけこっそり、なぜキャシーが七十点だったかについて話してくれた。それは、キャシーの邪悪な想念が料理に伝染していた、ということだった。先生曰く、キャシーはものすごい嘘つきで、ありとあらゆる嘘をつくそうだ。おまけに手癖が悪く、キャシーがクリニックで働くようになってから、商品がよく無くなるそうだ。先生は、キャシーを疑っている、というよりも確信しているようだ。先生は実際、キャシーの作った料理を美味しいと思ったことは一度もないそうだ。私はこの時点では、先生の言っていることが信じられなかった。少なくとも私の目には、キャシーは誠実そうに見えた。

こうして私はアーユルヴェーダ・クッキングを通じて、飲み物や料理に作った人の心の状態が反映するということを少しずつ学んでいった。つまり心が清らかになればなるほど、美味しい料理が作れるようになるということである。

その考え方は、日本の茶道に相通じるものがある。それは、人をもてなす際に現れる心の美しさ、気配りのことである。茶道では、常日頃の言動とその奥底にある心の本質に気を配らないと、本当の意味で人をもてなすことはできないというそうだが、アーユルヴェーダ・クッキングの基本的姿勢もまさしくその通りである。

料理をする時もしリラックスして集中できないのであれば、心の中でガーヤトリ・マントラを唱えるようにと私たちは教わっている。食する人々の幸せと健康を神様に祈りながら料理することによって、満足感と幸福感を与える美味しい食事を料理することができるのだ。

もちろん、食事の支度中だけでなく食事中にも、不機嫌な表情や怒りや悲しみ、苦しみに満ちた面持ちでいてはならない。それらの負のエネルギーが全て料理に転換されるのだ。負のエネルギーに満ちた料理を食べることが、健康に良いわけがない。

アーユルヴェーダ式食事法

アーユルヴェーダでは、「医食同源」と考えられている。個人の体質や季節に合う食事を取ることによって、食事は薬となる。逆に、不適切に取ることによって毒ともなる。私たちは身体の消化吸収力を高め、栄養を与え、心を強くするために食するのである。体内の消化の火、生命を維持する火を崇めるようにして食するべきなのである。季節や個人の体質に合った食事を適時に、適切な方法で、適切な分量だけとることにより、消化力が高まり、栄養を吸収することができる。その結果上質の細胞組織が生成され、生命力あるいは免疫力が強くなる。そのため、正しい調理法と食事の仕方を学ぶことは、アーユルヴェーダにおいて非常に重要なことである。

アーユルヴェーダ[2]の古典医学書の一つ、「チャラカ・サンヒター」（一：二四-二五）に、健康的な食事法の基本となる十原則が記されている。

①食事は温かいものをとるべきである。

②食事は適当に油分を含んだものをとるべきである。

③食事は適量をとるべきである。
④前の食事が消化された後に、次の食事をとるべきである。
⑤食材は、性質が相反しないものを使用するべきである。
⑥食事は雰囲気の良い場所でとるべきである。
⑦急いで食事をとるべきでない。
⑧過度にゆっくりと食事をとるべきでない。
⑨食事中は、（過剰に）話をしたり笑ったりすべきでない。食べることに集中すべきである。
⑩その人の体質に合った食事をとるべきである。

①の、調理した温かい食物を食べるべきというのは、そのほうが消化によいからである。温かいものはアグニと呼ばれる消化の火を燃え立たせるが、冷たいものは逆に火を消す。うまく消化できると、栄養の消化吸収がよりスムーズに行われ、吸収した栄養素が活動のエネルギーに転換される。生の食物がなぜあまり消化によくないかというと、人間はその他の哺乳類とは違い、生の食物を消化するための酵素を持っていないからである。従って、

肥満などの場合を除いて、生の食物は、食事全体の二五％以下に抑えるべきである。また消化を促すスパイスを使用して食べるのがベストである。しかし、加熱のしすぎも食物の栄養素を破壊してしまうので注意しなければならない。

②の、食事に油分を取り入れるべきというのは、そのほうが体に良いからである。もちろん過剰に油分を摂取すると脂肪が増え肥満になってしまうが、油分の不足は、皮膚や髪の乾燥、冷え症、神経過敏、不注意、老化をもたらす。体内において、油分は潤い、はり、滑らかさをもたらし、細胞の統合性を保持する作用をもつ。精神面において、油分は愛情や憐れみ、思いやりを促す。私たちの心も体も潤いが必要なのである。

③、④は、「腹八分目に医者いらず」という日本のことわざにも表現されることである。ようするに、消化できる程度の適量の食事をとっていれば、病気にはなりませんよ、ということを言っているのである。④について、もう少し詳しく説明すると、アーユルヴェーダでは、良い消化力は健康の要だと考えられている。消化力は、アグニと呼ばれる消化の火の強さという風に表現される。その火は強すぎても弱すぎてもいけない。最適かつ安定した強さであるべきである。

消化には特定のプロセスがあり、ある消化プロセスが完了する前に次の食物を投入すると、そのプロセスが妨害され、その結果、アーマと呼ばれる未消化物（老廃物または毒素）が発生・蓄積し、病気になると考えられている。例として、アグニをキャンプファイヤーの火に、食物を燃料の薪に例えてみよう。先に投入した薪が完全に燃える前に、次の薪を投入すると、火に負担がかかることで火力が弱まり、先の薪も燃やしきることができなくなってしまう。この焼け残りの薪が未消化物である。アーユルヴェーダでは、この未消化物が、大半の病気の原因だと考えられている。

また焼け残りがある状態でどんどん薪を投入すると、火はどんどん弱まり最終的には消えてしまう。火が完全に燃え尽きてしまうことは、「死」を意味する。このように、消化できる分量だけを食べ、未消化物を溜めないようにすることが健康維持の秘訣である。

⑤では、食べ合わせの悪い食物は食べるべきでない、と提案している。食べ合わせの悪い食物とは、日本でも古くから「合食禁」と言われている、「天ぷらとすいか」、「ウナギと梅干し」、「蟹と柿」などの組み合わせのことである。食物の食べ合わせが悪いと、消化不良になり、時には下痢や腹痛などの症状が発生することもある。

その他の悪い食べ合わせの例として、野菜と果物が挙げられる。単糖類の果物は素早く消化されるが、多糖類の野菜やでんぷんは消化に時間がかかる。消化プロセスに要する時間が異なるにも関わらず、これらを同時に食べることによって健全な消化プロセスは妨害される。その結果、消化不良が起こり、体内に未消化物が生成されることとなる。

⑥、⑦、⑧、⑨については自明の理である。食事する場所のエネルギーは消化力に影響を与えるため、雰囲気の良い場所を選ばなくてならない。騒々しい場所や落ち着けない場所、殺人や病気、離婚、虐待などのおぞましい話は全て消化に悪影響を及ぼす。食事中に悪い知らせを聞いた途端に、食物が咽喉を通らなくなった経験は誰にでもあるだろう。心と身体は綿密につながっているのである。食物をうまく消化吸収し、活動のエネルギーを得るためには、心は安らかに保たれるべきである。食べる早さは早すぎても遅すぎてもいけない。食べながら全く違うことを考えていて、味に意識を集中させないのもいけない。食事に全神経を集中させるべきである。さらに食事を給仕する人、調理する人、一緒に食べる人のエネルギーも同様に、私たちの消化力や心の状態に影響を及ぼす。

⑩は、私たちの体質は一人一人異なるという考え方に基づく。ある人にとっての薬は、別の人にとっての毒となることがある。このため自分の体質に合った食事をとることが重要である。体質に合わない食物は、肉体のエネルギー・バランスを乱し、消化不良やアレルギー、やがては深刻な病気をもたらす可能性がある。

身体の健康と心の在り方

身体の健康を保つ上でなによりも重要なものは、心の在り方である。どれほど強く逞しい身体機能を持っていても、心が健康でなければ、そのネガティブな影響により、やがては身体も不健康になっていく。例えば、私たちは、ストレスが溜まっているとき心が荒んでいるとき、やけ酒したり暴飲暴食したりすることがある。健康に害を与える行為だと分かっていても、やめられない。逆に精神的に安定しているとき、目標に向かって前進しているとき、達成感や満足感に満ち溢れているとき、私たちは、容易に自分自身を統制することができる。自身に悪影響を及ぼす物質や人間に対し、断固として「ノー」と拒否することができる。

アーユルヴェーダ[3]では、心も目や鼻などの感覚器官の一つであると考えられている。感覚器官の中でも、心は、その他の感覚器官や肉体全体を統制する「司令官」の役割を果たす。さらに司令官に対し命令を下す、「総司令官」も存在する。それは魂の存在である。魂とは、目に見えない微細な次元に存在する、生命そのものの原動力となる知性である。人間の生命において、この目に見えない「総司令官」が大きな役割を果たす。

「総司令官」が私たちを静かに究極の運命に導く一方で、「司令官」である心は、感覚器官と肉体をどのように使用するのかを判断する。

実質的には「司令官」が、小宇宙に象徴される個々の人間の生命と、大宇宙の叡知との間に調和をはかることに責任を担う。そのため「司令官」は大宇宙の叡知を反映できるように静寂で透明、純粋でなくてはならない。また調和していなくてはならない。小宇宙と大宇宙の叡知が一体となると、個々の生命に内在する自然治癒力または自己免疫力が働き、身体は自然に自発的に回復し、健康になる。

サットヴァ、ラジャス、タマス

アーユルヴェーダでは、精神が身体に与える影響を最重要視している。その上で、トリ(三)グナ(性質)と呼ばれる三つの心の性質について教えている。それらはサットヴァ、ラジャス、タマスの三つである。

まずサットヴァは純粋性、調和、穏やかさを表す。知識の探求、好奇心、創造力、思考力、想像力、感動、直観力などはサットヴァを通じて得られる。ラジャスは激性を表し、願望や欲望が発生する状態を示す。行動、主導力、やる気などを与えてくれ、組織力や実行力として表される。タマスは鈍性、惰性を表し、意欲や気力のない破壊的な暗黒状態を示す。

例えば、私たちは同じ人間であるにも関わらず、特定の出来事や状況に対してそれぞれ大きく異なる反応を示す。その違いは、個人の考え方や人生における価値観、優先順位によるものである。その個人の価値観を左右するものが、心の性質の割合なのである。

患者の病気に対する反応を例に挙げてみよう。

サットヴァ[4]（純粋性）の割合が大きい心を持つ患者は、重病を患っていても動揺せず、穏やかさを保つことができる。なぜそのような病気を患ってしまったのか、冷静沈着に病気の原因を理解しようと試みる。そして明確に自らの症状を説明することができ、医者の指示に素直に従う。

ラジャス（激性）の割合が大きい患者は、あせって自暴自棄になっていることが多く、自分の症状を大袈裟に表現する。彼らは医者に依存し、頻繁に会いに行く。医者の指示には慎重に従うが、何度も同じ説明を要求する。

タマス（鈍性）の割合が大きい患者は、大抵の場合、混乱しており、明確に自らの症状を説明することができないことがある。医者の指示に従うことができないかもしれない。あるいは、指示されたこと自体忘れてしまうかもしれない。タマスが心の中を支配している人の心はどんより曇りすぎて、真実の光が見えず、自分の力だけでは回復の道を辿ることができない。

サットヴァ優位の心が最も建設的、創造的であることが一目瞭然だろう。アーユルヴェーダでは、病気の九十％以上は過剰なラジャスとタマスから生まれると言われている。例えば、喫煙や夜更かし、過剰な飲酒、覚せい剤などの破壊的な行為を行っていることを理解していながらも自分を制御できない、破壊的な行為を行っていることを判断することすらできないなど、ラジャスとタマスを増やす行為を行うことを、「知性の誤り」、サンスクリット語で「プラーギャアパラーダ」という。

ちなみに心のトリグナのバランスに影響を及ぼす刺激は三種類あるといわれる。第一に、心自体が生み出す考えや感情である。第二に、耳や目などの五感を通じての影響である。例えば音楽や映画などの影響である。もしある人が反社会的なヘビーメタルなどのロックミュージックが好きでいつも聞いていたとしたら、その人はその怒りに満ちたサウンドに直接的に影響されることだろう。結果的に、ラジャスやタマスが増大することになる。その結果、その人はますます反社会的なサブカルチャーに惹かれていくだろう。

三つ目の刺激は、私たちが選ぶ飲物や食物である。それらには心の性質のバランスを増幅させる作用がある。

トリグナのイメージ

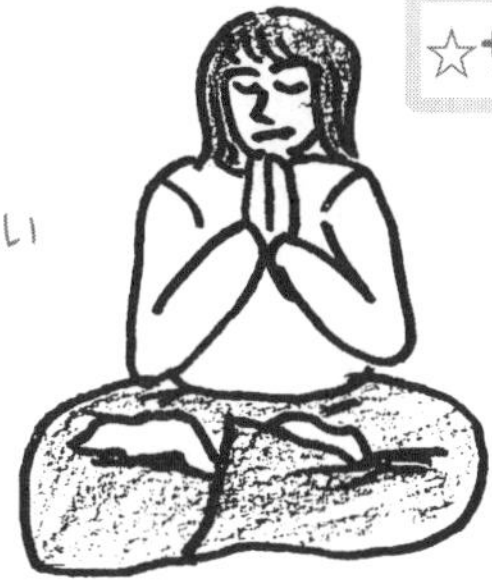

☆サットヴァ(純粋性)

・日の出とともに起床
・毎日瞑想する
・ベジタリアン
・正直で誠実
・理解が早く記憶力が良い
・冷静沈着
・知的

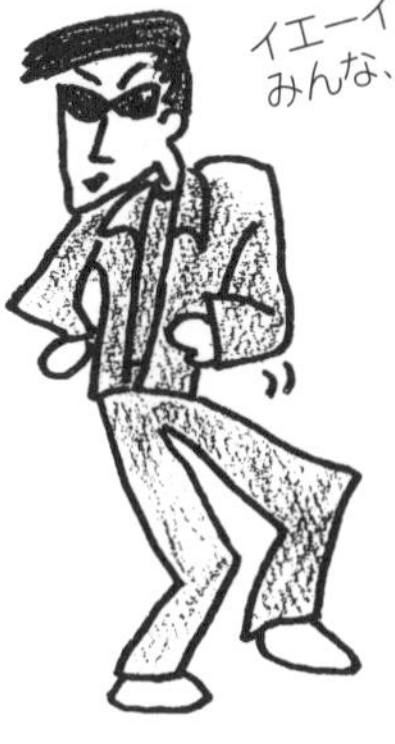
イエーイ
みんな、のってるかい?

☆ラジャス(激性)

・落ち着きがなく、
　そわそわしている
・刺激を求める
・理解はできるが
　すぐ忘れる
・活動的

☆タマス(鈍性)

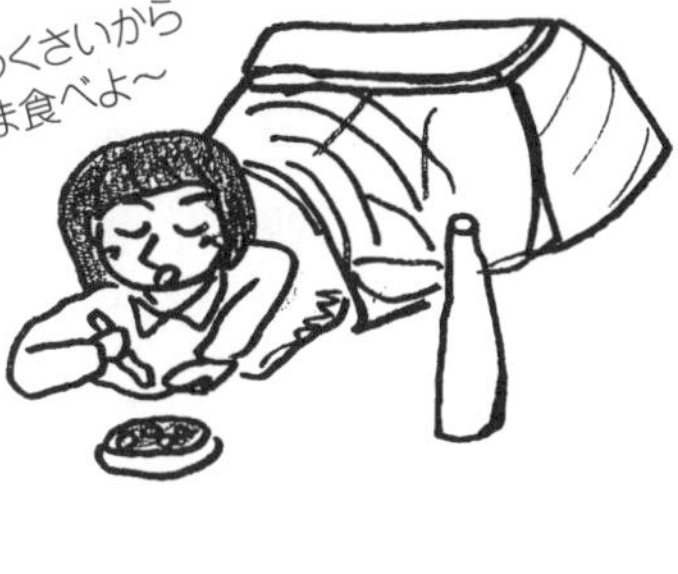
めんどうくさいから
寝たまま食べよ～

・面倒くさがり屋
・判断力が鈍く、多くの場合
　混乱している
・理解力が低く、もの覚えも悪い
・悲観的で執着心が強い

[5]心にサットヴァを増やす食物とは、軽く消化に易しく心と身体に栄養を与える、健康的な食物のことである。地元で栽培された有機野菜、牛乳、果物、穀物、レンズ豆、ナッツ、ドライフルーツなどが含まれる。ちなみに瞑想、ヨーガ、坐禅、祈り、お香を焚く、森林浴、月光浴、大自然に触れる、神社や寺院などのスピリチュアルな場所を散歩するなどの行為によってもサットヴァを増やすことができる。

ラジャスを増やす食物とは、心に激性を増やし活動過多にし、落ち着きを失わせ、より感情的にする食物のことである。ニンニク、玉ねぎ、トマト、辛子、卵、シーフード、鶏肉などが含まれる。タマスを増やす食べ物は、重さ、気だるさ、混乱、無気力感などの鈍性を促進させる。赤肉、アルコール、きのこ、発酵食品、黄色の固いチーズ、甲殻類を含むシーフード、残り物、レトルト食品、冷凍食品などが含まれる。

ラジャスとタマスを増やす要素とは、都会の喧噪や大気汚染などの汚染した環境、過剰なパソコンその他の電気製品の使用、過剰なテレビの視聴、ヘッドフォンなどで騒々しい音楽を大ボリュームで聴く、考えすぎ、ドラッグやアルコールの摂取、ナイトクラブなどの酒場などに外出する、目的もなく街をぶらぶらさまよう、肉体的快楽のみを追求した愛のない性行為など例を挙げれば切りがないが、不健康な自虐的行為、感覚器官の過剰使用全般という風に理解していただきたい。

当たり前のことであるが、何を食べ飲むか、誰からどのような影響を受けるかなどは全て、私たちの心が判断することである。心身ともに健康で、創造的で、充実感や愛情に満ち溢れた安らかな生活を送りたければ、食習慣と生活習慣、日々の行為や想念において、意図的に心にサットヴァを増やしていくことが重要である。

アーユルヴェーダでは、食物は、個人の体質と生命エネルギーのバランス、季節、栄養バランス、精神面に対し影響があると言われている。これらの要素に配慮しながら、六つの味全て（甘味、酸味、塩味、辛味、苦味、渋味）を盛り込んだ食事をとることで、消化が容易になり、心の中に安らぎと静けさを増やすことができる。

最適な健康状態を維持するためには、毎日、年間を通じて六つの味すべてをうまく食事の中に取り入れていかねばならないと言われている。心にサットヴァが支配的になると、物事を在るがままに受け入れやすくなる。自分が「生かされている」ことに対し、素直に感謝できるようになる。

[6]アーユルヴェーダでは、食品の製造・加工法は非常に重要である。人工的保存料が使わ

れた食品や放射線照射された食品、レトルト食品などは避けるべきものである。心にラジャス、タマスも増やす。また精製食品は自然食品に比べより迅速に消化吸収されるため、アグニにそれらを代謝させるための十分な時間を与えない。そのためヴァータと呼ばれる体内の運搬機能を司るエネルギー（ヴァータについては次章で詳細に説明する）の動きも加速する。その作用は、子供に最も顕著に見ることができる。子供は精製食品を食べた後、活動過多になり、落ち着きがなくなる。

サンスクリット語で「パーユシット」と呼ばれる冷凍食品は、死んだ食物を意味するが、その名の通り、生命力（プラーナ）がほとんどない状態のことを示す。新鮮な自然食品に比べ、冷凍食品は心身に大きな負担をかける。生命力のない冷凍食品を食べても、活力は得られないのでサットヴァが活性化しない。むしろラジャスやタマスが増大するだろう。そのうえ解凍した冷凍食品はすぐ腐敗するのでアグニ（消化の火）を弱め、身体に栄養素をほとんど与えず、組織細胞の質の低下を促進させる。

また温め直した食事や冷蔵保存された食物などを含む食べ残しは、消化吸収のスピードを加速しすぎ、組織細胞の生成プロセスや能力にダメージを与える。（冷蔵庫に保存しても、そのプロセスを遅らせることはできない。）同様に心にタマスを増加させるため、心身の疲労や鈍感さをもたらし、心身の自然なバランス機能を低下させる（刺激物や薬物に対する欲求が高まる）。

私は昔から食物の好き嫌いが多く、かなり偏った食生活をしてきた。特にアーユルヴェーダハウスに来る直前は引きこもりをしており、料理する気力は全くなかったので、いつもカップラーメンなどのインスタント食品か冷凍食品しか食べていなかった。

こういった食生活そのものが、私の性格をより一層内向的で、鬱っぽくさせていたなんて全く思いもよらなかった。食事は肉体の健康状態だけでなく精神状態にも影響を及ぼすのだ。

先生曰く、病気や症状の六十％以上は、（個人の体質に合わせて）食生活や食習慣だけを是正することによって緩和することができるそうだ。これは現代医学の観点においても理に適っているように思われる。

健康的な食事とは、心にサットヴァを増やし、消化に過剰な負担をかけない、消化吸収と適時に応じた不要物の排泄を促す食事という風に定義されるそうだ。

アーユルヴェーダハウスでは毎日、こういった健康的な食事をとっている。食材はほとんどすべて地元で栽培された有機野菜を使用している。新鮮な有機野菜は自然に甘く、自律神経を安定させ、心身により大きな活力を与えてくれる。逆に、汚染された環境や不健全な環境で育った食物はパワーがなく、残留農薬の危険性の面から見ても健康に悪そうである。

アーユルヴェーダハウスに来てから数か月後、私は次第に微妙な食物の味や臭いの違いが分かるようになってきた。心身共に健康になってきたからかもしれない。あるいは、心を落ち着かせ、集中して食事をとるようになったからかもしれない。

真夜中に、黒い影に脅かされ飛び起きる回数も徐々に減ってきた。一日が終わる直前のオレンジ色の夕焼け空と薄暗闇の空一面にコウモリの群れが飛び交っていて、それは遠くから黒い点のように見えた。どこからか焚火の煙の匂いがする。その光景の一部になった自分には、過剰なものも不足しているものも一切ないように思われた。すべては素晴らしく、完全に調和していることに気づいた。

3 アーユルヴェーダ式ライフスタイル

アーユルヴェーダ式一日の過ごし方

❖瞑想

アーユルヴェーダハウスでの一日は、瞑想から始まる。毎朝大抵四時から五時の間に起きて、そのままベッドの上で一時間程、瞑想を行う。人によっては十五分から三十分行う。私はもちろん、最初は五分も集中して座っていられなかった。そもそも今までの生活でそんなに早く起きることなどなかったので、起きるだけで精一杯だった。今ではようやく三十分くらいは、途中で眠りこまずに、瞑想に集中できるようになった。ちなみに先生は、毎朝午前二時から三時に起床して、二、三時間瞑想しているそうだ。

瞑想では、背筋を伸ばし姿勢を正して正座あるいは座禅を組み、目を閉じて、少しずつ

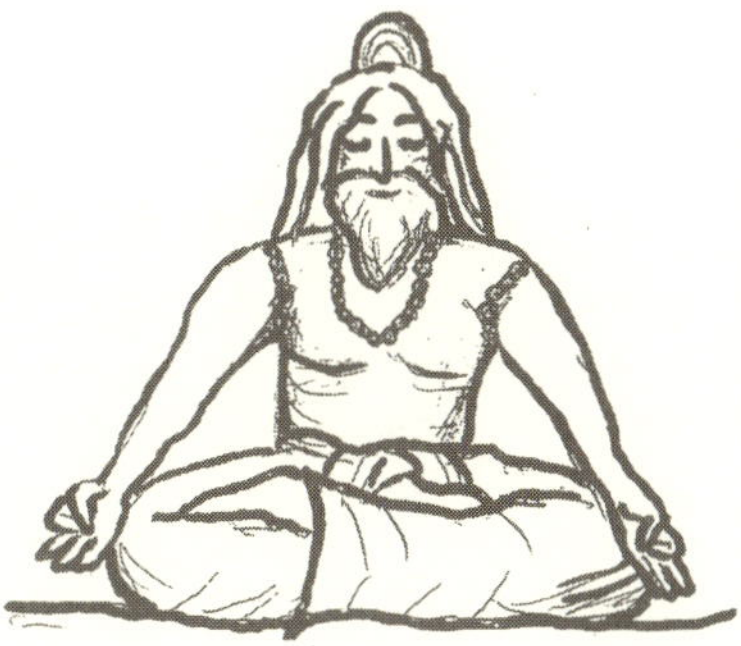

静かに心を一点に集中させていく。その過程において、さまざまな思考やイメージが脳裏に浮かんでくる。普段は意識が外に向かっているため気づかないが、いざ内に向けてみると、心の中にこれほど多くのイメージや思考が散在するのかということに気がつく。ともすれば、心はそれらの思考に流されてしまう。しかしそこでしっかりと手綱を握って、心を統制しなくてはいけない。

雑念を払いのけ、少しずつ一点に集中させていく。うまく集中できなければ、ガーヤトリ・マントラなどを心の中で繰り返してもよい。瞑想の最初のゴールは、心を静め、集中させることである。その内、その静まった状態が維持できるようになれば、一分また一分と、少しでも長くその状態を維持するよう試みる。そして意識のより深い場所へと沈みこんでいく。

そして最終的には、自他を区別する自我の境界線が消えてなくなる無の境地に、自分自身を連れていかねばならない。この境地とは、三昧の境地と呼ばれ、自我が滅し完全に集中の対象である究極の智慧と一体化した状態である。

瞑想を長く続けると、瞑想中に自分の過去世を見たり、異次元に存在する魂と交流できたりするようになるそうだ。また超能力が得られると信じている人々もいる。

しかし私たちが瞑想する目的は、決してそのような特殊な能力を得るためではない。確かに、菜食主義で瞑想を続けていると、五感だけでなく六感も鋭敏になるというのは事実である。実際、アーユルヴェーダの脈診では、微細な動きを感じとらねばならないため、瞑想を実践しなければならないと言われている。また診療においても、アーユルヴェーダ・セラピストは患者のエネルギーの不調和を感じ取らなくてはならないため、毎日瞑想して、心を浄化し、感覚を研ぎ澄まさなくてはならないと言われている。

またアーユルヴェーダのセラピストはより深く瞑想を行うために、菜食主義であるべきである。さらにヨーガの体操などを通じて、心身を強く保たねばならない。ヨーガの浄化法を通じて、日常的に心身を清らかに保たねばならない。年に二回、季節の移り目には、強制的に体内の毒素を排出させる、アーユルヴェーダのパンチャカルマという専門的な浄化療法を受けるべきである。要するに、人様の癒しに携わる前に、セラピストはまず自分自身を浄化して、健康にならなくてはならないのである。

私は毎日瞑想を行じている内に、少しずつ自分の心が客観視できるようになっていった。客観視できるようになると、自分の対人恐怖症が劣等感と自信の欠如に起因していることに気づくことができた。今まで直視することを避けていた、自分の内面が少し見えるようになってきた。それは幼い頃から夢に出てきた、長く黒い影の正体だった。おぞましい形をした怪物だと思っていたものは、自分のエゴだった。闇の中に姿を隠す、おぞましい形をした怪物だった。外から見ると、案外それは小さく可愛いものだった。

ところで、アーユルヴェーダでは「病は気から生まれる」と考えられている。目には見えない、微細なエネルギー・レベルのアンバランスによって病気は発症する。セラピスト自身が不健康で不健全なエネルギーを発していたら、それは必ず患者のエネルギー・バランスに影響を及ぼすだろう。例えば、風邪を引いて具合の悪い人が身近にいて、自分もだんだん具合が悪くなっていった経験は誰にでもあるはずである。または鬱病の人やネガティブな思考を持っている人と話をした後、自分も知らずにいつの間にか憂鬱な気分になっていたことがあるかもしれない。私たちはこの現象界において、相互に結び付いているので、良くも悪くも、他者からの影響から完全に自由になることなどありえない。

アーユルヴェーダ・クリニックでは一般的に、患者が足を踏み入れる前に、ガーヤトリ・マントラを心の中で唱える、お香を焚くなどして、心を落ち着けるよう義務付けられている。気分が悪い、集中できそうもない、体調が悪いなど問題がある人は直ちに退出すべきである。具合が悪いわけではないが気分のすぐれない人は、とりあえず外を散歩するなどして心を落ち着かせる。なんとか落ち着いて仕事をできそうならそのまま残って、ダメなら帰ってもらう。厳しく聞こえるかもしれないが、これは、クリニックは神聖な癒しの場であるため、セラピスト自身が病的なエネルギーをまき散らすべきではないからである。

瞑想についての話に戻ると、瞑想は心の中にラジャス（激性）とタマス（鈍性）を減らし、サットヴァ（純粋性）を増やす効果がある。繰り返し述べるが、病気の九十％以上は、心の中でラジャスとタマスが支配的であることから生まれると言われている。

サットヴァ優位の心は、大宇宙と調和し、安定しており、穏やかで平和、無償の愛と感謝の気持ち、深い静けさを感じることができる。そして自分自身を大事にするため、悪影響を及ぼすライフスタイル、食べ物、飲み物、人間関係や物質から自分自身を遠ざけることができる。その結果、病気にはかかり難くなる。たとえ病気を患っても、医者の指示に従い、状況を適切に判断できるためすぐに回復する。

サットヴァ優位の人はなによりも、オージャスと呼ばれる生命力または自己治癒力が強いため、ラジャスやタマス優位の人と比べ回復が早いのである。ラジャスやタマス優位の心は、不安定で自己統制力がなく、怒り、不信感、自己否定など、負のエネルギーが強いため、自らを破壊的な道に近づける。有害と分かっているものでも、それらから遠ざかることができない。

❖アビヤンガ

瞑想を終えた後は、アビヤンガ[7]と呼ばれるアーユルヴェーダ式オイルマッサージを自分自身に対して行う。通常、黒ゴマオイルを使用するが、オイルに関しては、自分の体質や季節、症状に合ったものを使用するとよい。黒ゴマオイルにはサットヴァを高める性質がある。そして全体質に適している。皮膚を柔らかくし、便秘を改善する作用もある。栄養豊富で、細胞組織の生成を促す。

マッサージを行う順序としては、頭から開始し肩まで降りてきてから、足裏、足首、ふくらはぎ、太もも、ヒップ、腰、お腹、胸、背中へと進行する。頭は最初でも最後でもどちらでもよい。心臓に血流を戻す方向で行うのがポイントだ。

まず手をコップのようにすぼめて、軽く皮膚の表面をパタパタ叩く、カッピングまたはタッピングという動きから始める。これは全身をリラックスさせ、その部位のプラーナ（生命エネルギー）を増やすことによって神経系を活性化させるために行うのである。また次に行われるニーディング（揉みほぐし）という動きに対し、身体を準備させるためでもある。カッピングはリンパ腺や緊張した筋肉をほぐすのに効果的である。ニーディングは、パンやクッキーの生地を揉むように筋肉を揉み解す。その次は、ラビング（摩擦）という手を素早く動かし、皮膚を擦る動きに移る。優しく素早く皮膚の表面を擦ることによって、その部位の周辺は刺激され、疲労が取り除かれる。それからオイルを塗布し、さまざまな手の動きでマッサージする。日本では指圧の「つぼ」として知られるスポットは、アーユルヴェーダでは「マルマ」と呼ばれるが、その周辺も念入りにマッサージする。

以上のアビヤンガの手順は、基本的に他者や患者に対して行うためのものであるが、自分自身に対して行う際もじっくり行うとよい。もちろん時間に余裕がないときは、タッピングやラビング抜きのオイルマッサージを行うだけ、あるいはオイルを塗布するだけというのでもいいだろう。皮膚にオイルの栄養成分を浸透させるために、すぐに洗い流したり、拭き取ったりせずに、最低三十分は塗布したままのほうがよい。

セルフ・アビヤンガは毎日、自分自身の身体に向き合うことでもある。毎日自分自身に触れることによって、身体の異常を早期に発見できるようになる。しこりや異物などを早期に発見できるため、癌などの大病を予防することができる。毎日の瞑想を通じて心を検診し、セルフ・アビヤンガを通じて身体を検診し、病気が発症する前に防ぐという、アーユルヴェーダは予防医学なのである。

セルフ・アビヤンガの手順

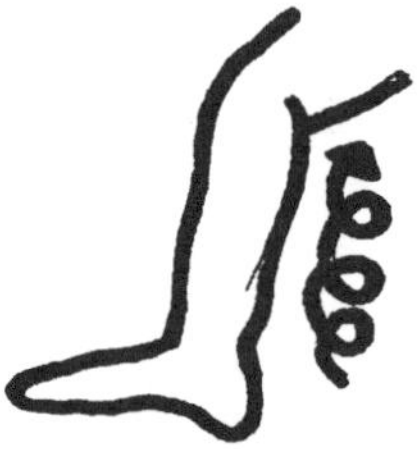

①足裏から始め、
ふくらはぎ、太もも、おしり、
腰へと上がっていく。

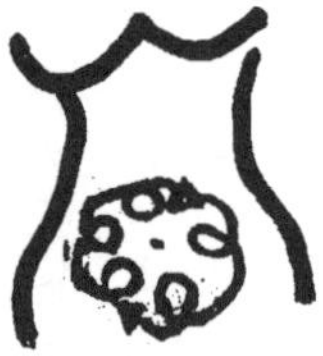

②お腹は優しくゆっくりと、
へそを中心に
時計回りに回すように
マッサージする。

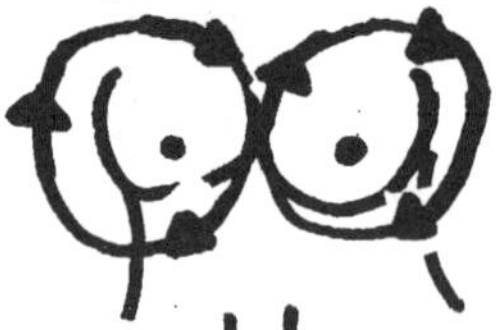

③胸の周りも時計回り
に回すようにマッサージする。
(注)わき下のリンパ腺も
忘れずほぐす。

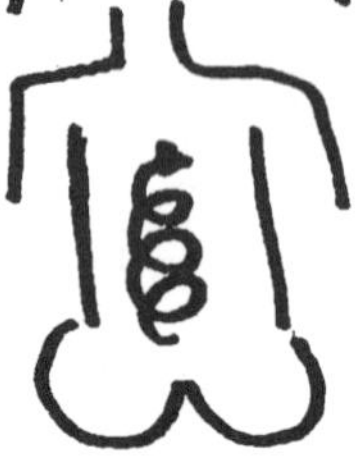

④背中もしっかり
マッサージする
(②、③、④の順序は
逆でもよい)。

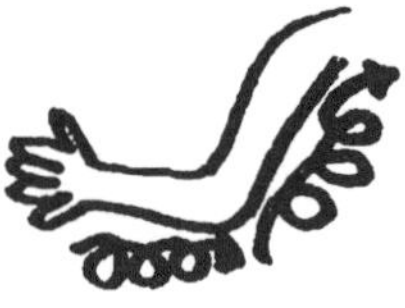

⑤腕も忘れない。

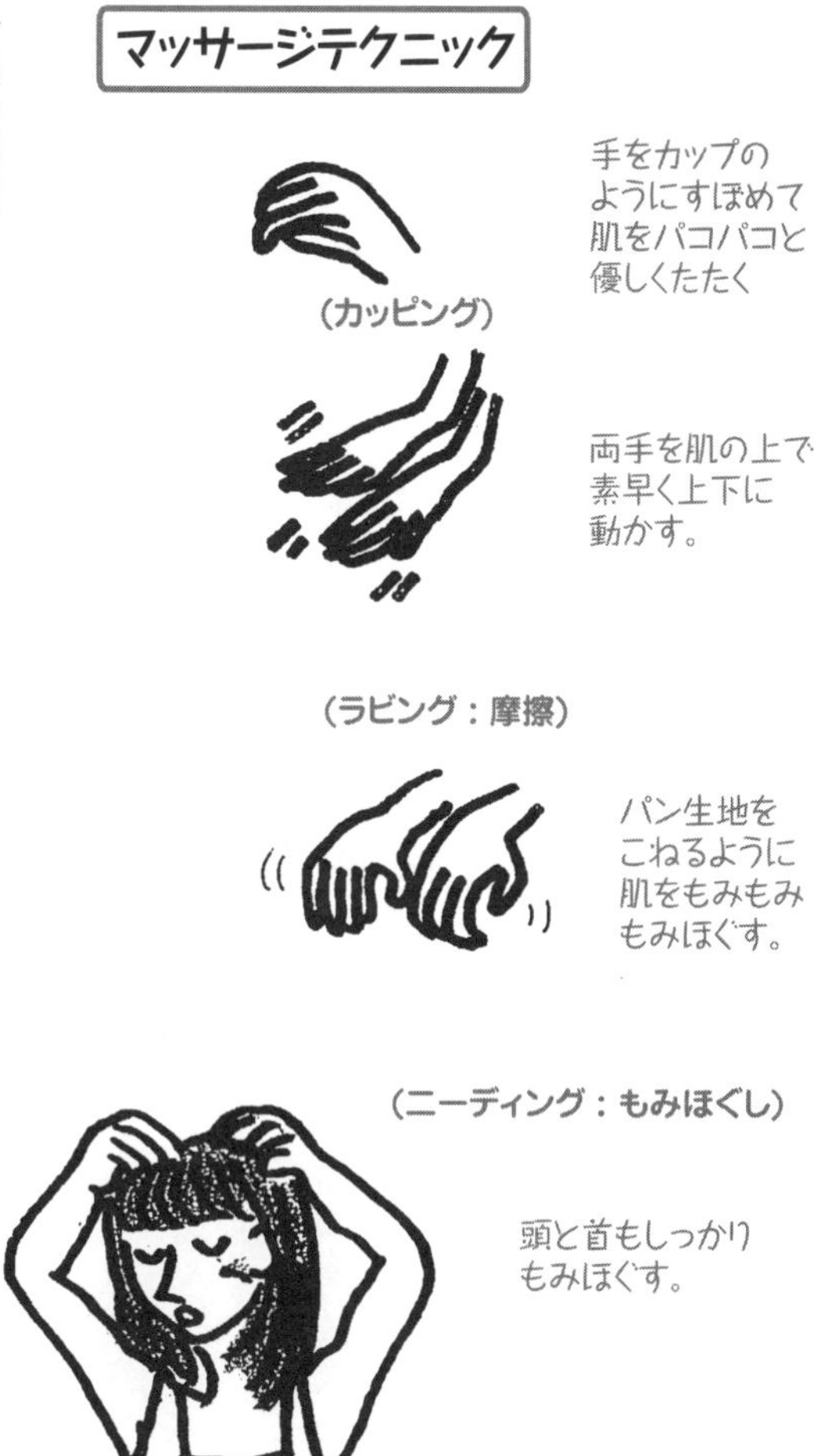
マッサージテクニック
手をカップの
ようにすぼめて
肌をパコパコと
優しくたたく
（カッピング）
両手を肌の上で
素早く上下に
動かす。
（ラビング：摩擦）
パン生地を
こねるように
肌をもみもみ
もみほぐす。
（ニーディング：もみほぐし）
頭と首もしっかり
もみほぐす。

❖軽い運動

セルフ・アビヤンガの次は、ヨーガの体操や散歩などの軽い運動を行う。ヨーガは筋肉を鍛えながらも、柔軟にすることができるため理想的なエクササイズである。毎日適度に運動することは、心身の健康のために重要なことである。運動して汗を流すことによって、気分がすっきりする。ここでの重要ポイントは、オイルを塗布した状態で汗を掻き、皮膚から体内の老廃物を排出することである。その後シャワーや入浴で、汗やその他の老廃物を洗い流すべきである。（洗い流さずにいると、オイルや汗とともに体外に排出された老廃物がまた体内に吸収されてしまう可能性がある）

早朝のまだ薄暗く、うっすらと霧がかかる中でのヨーガや散歩は最高だ。空気は新鮮で透き通っている。汚れを知らない新生児のように純粋だ。やがて遠くの山稜の向こうから、生まれたての光輝く太陽がひょっこり顔を出す。

この時間帯は酸素が最も豊富だ。すがすがしい早朝の空気をゆっくり思いっきり鼻から吸い込みプラーナヤマなどの呼吸法やアーサナという体操を行じていると、大宇宙と一つに溶け合うかのような一体感を感じられる。過剰も不足も一切ない、すべてが完璧に調和している。頭上には青空と新天地を求めて飛び交う鳥の群れ。

呼吸が静かに深まっていくにつれ、大自然の慈しみを胸一杯に感じられ、そのあまりの気持ちよさに、身も心も陶酔状態になる。自分を生み育ててくれた両親、家族、社会、大宇宙への愛と感謝で一杯になり、涙が溢れそうになることもある。

アーユルヴェーダは、リシと呼ばれる古代の賢者が、瞑想を通じて習得した健康になるための知識体系である。元々は瞑想修行者が、健康に修行するためのものである。言い換えると、病気を患うと瞑想修行できなくなるので、健康でなくてはならないのである。ではなぜ行者は、それほどまでにして瞑想修行したかったのであろう？　富や名誉などの世俗の欲望を捨て、愛しい家族や友人と別れるほどに、彼らを突き動かしていた情熱は何だったのだろう？

それは私たち自身の存在の源あるいは大宇宙の創造主、全知全能の神を知りたいという欲求である。ここでは大宇宙の一切衆生が、原因と結果という因果関係に基づき相互に作用し合っていると考えられている。簡単に言うと、自分にふりかかるすべてのことは自分の責任なのである。良いことをすれば良いことが起こるし、悪いことをすれば悪いことが起こる。単純明快である。この観点では家族関係、友人関係、職場関係、経済力、才能のあるなしなどすべての事々にこの因果法則が適用されていることになる。

もちろん一部の特殊な能力を持つ人々を除いて、大抵の人は自分の前世のことなど分からない。存在するかどうかも分からない前世のことよりも、大事なことは、今、正しく生きることである。正しく生きるとは、因果法則を踏まえ、与えられた生命と色々な恩恵の中で生かされていることに対し感謝、報恩することである。現在を正しく生きようと一生懸命に努力することによって、おのずと未来は前向きな方向へと変化していく。

どれほど多くのお金を蓄えていても、肉体的に美しくても、それらはやがて消え果てていく。それが物質の本質である。人間は死ぬために生まれ、生まれたからには求不得苦（欲しいものが手に入らない苦しみ）、怨憎会苦（会いたくない人や物事に会う苦しみ）、愛別離苦（大事なものや人を失う苦しみ）、五陰盛苦（様々な煩悩・欲望から逃れようとする苦しみ）から逃れることができない。これらの苦しみから解き放たれる唯一の方法は、大宇宙の真理を悟ることである。この究極の自由を求めるパッションこそが、行者を動かす原動力なのである。

もちろんどういう目的を持つかは、個人の選択の自由であるが、一般の私たちが究極の悟りを得ることを目的として瞑想したり、アーユルヴェーダを実践したりする必要は全くない。心身の健康のために実践するだけで十分である。

心身の健康のためには、過去にとらわれず、未来に対し前向きな姿勢を持つことが重要であるが、それにはやはり「今ここ」に集中することが大事である。

過去のトラウマのため心がどこか遠くに離れていたり、肉体的に病気を患っていたり、あるいは疲労やストレスが極度に溜まっていたりすると、現在に集中することが難しくなる。現在に集中できないと、過去の過ちを清算することも、未来を良い方向へと変えていくことも難しくなる。アーユルヴェーダでは、私たちはまず、自分自身の健康と健やかさを実現しなくてはならない。幸せな明るい人は何もしなくても周囲を元気づけ、明るくすることができるからである。その反対に、原因が何であれ、それがたとえ利他的な理由によるものだとしても、疲れ果てた暗い人、欲求不満や抑鬱のかたまりのような人、破壊的な行為をする人は周囲に悪影響を及ぼす。爆弾テロや自殺などがその例である。

❖食事

軽い運動の後、シャワーを浴び着替えると大概午前七時くらいになっている。通常七時くらいから朝食の準備が始まるので、その前に自分自身のための日課は終えていなくてはならない。アーユルヴェーダハウスでは、食事の支度は、先生を除く生徒全員で支度することになっている。

メニューは日によって異なるが、朝食に最も頻繁に作るのは、冬はサモリナ、夏ならサーゴ（タピオカ）を使ったミルク・プディングとトースト、コーヒーまたはチャイであ

ミルクプディングの作り方

①鍋にギー、カルダモン、シナモンを入れた水を入れ沸騰させる。

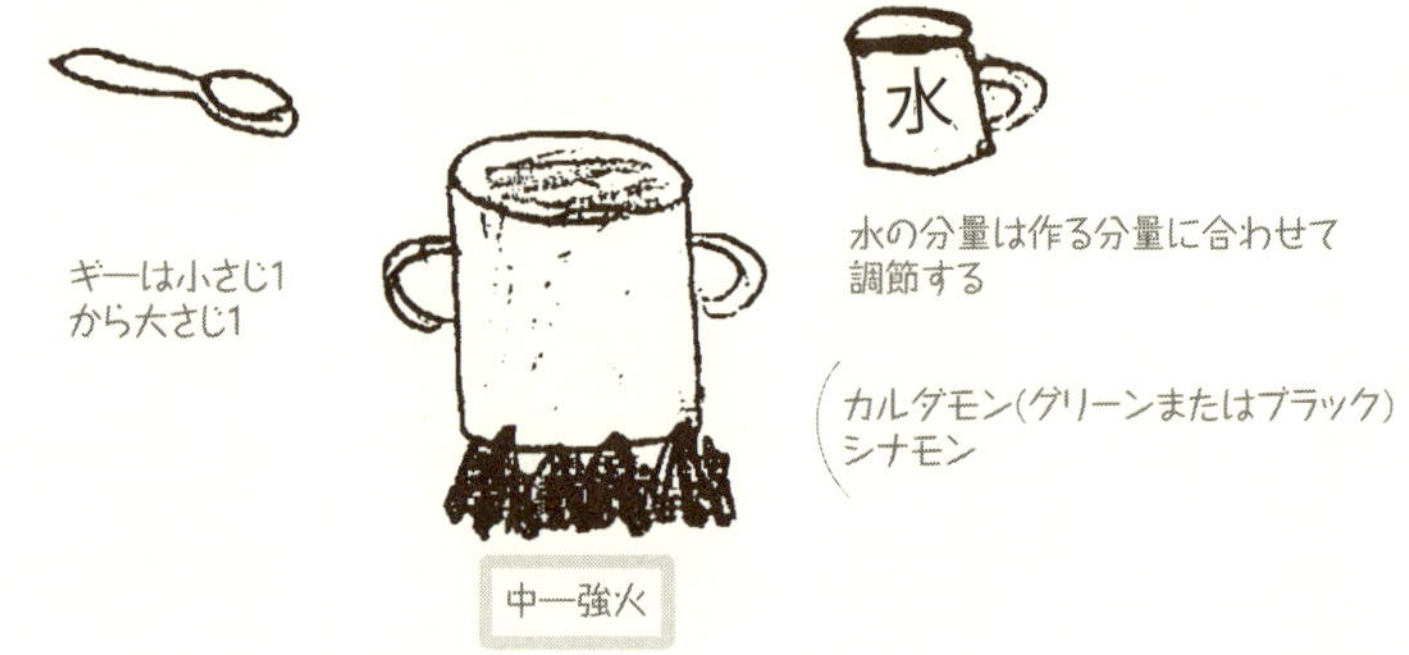

ギーは小さじ1
から大さじ1
水の分量は作る分量に合わせて

② ①が沸騰したら、サモリーナ(タピオカ)をかき混ぜながら少しずつ入れる。
続いてココナッツの刻んだものを入れる。

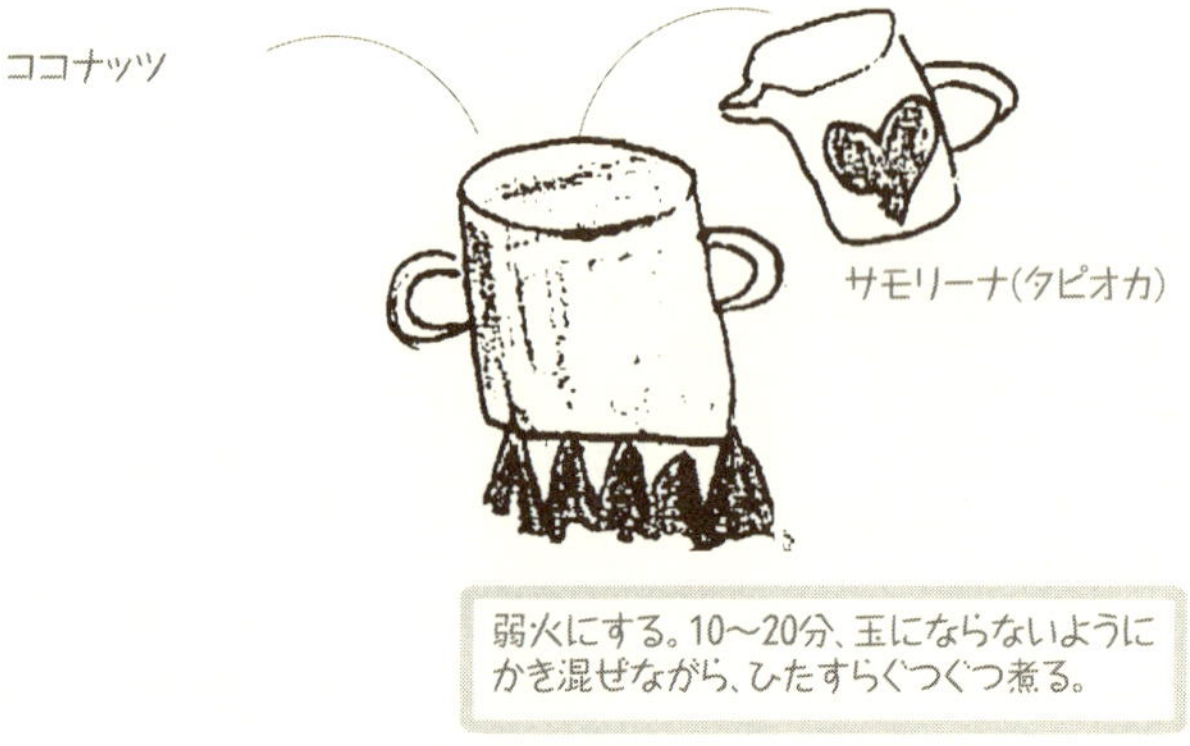
ココナッツ
サモリーナ(タピオカ)
弱火にする。10〜20分、玉にならないように
かき混ぜながら、ひたすらぐつぐつ煮る。

③アプリコット、デーツ、レーズン、くこの実などのドライフルーツを入れ、五分程煮る。

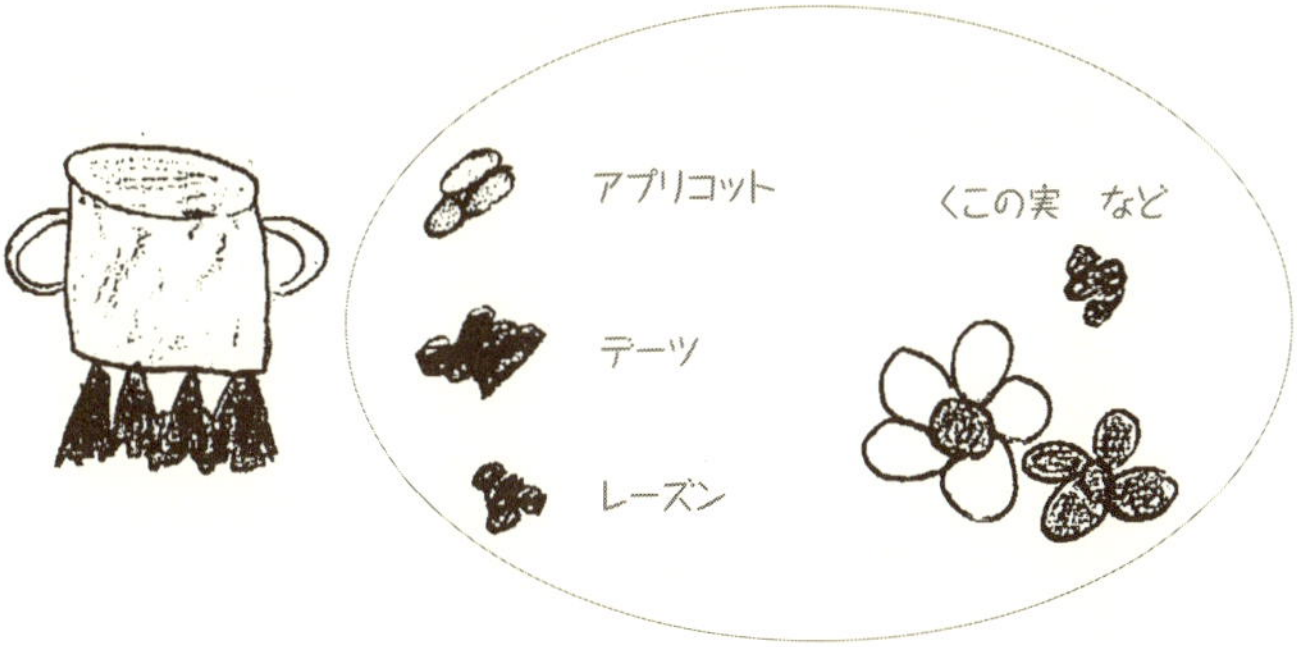

④最後に、火を消した後、砂糖を入れ甘味を調節する。

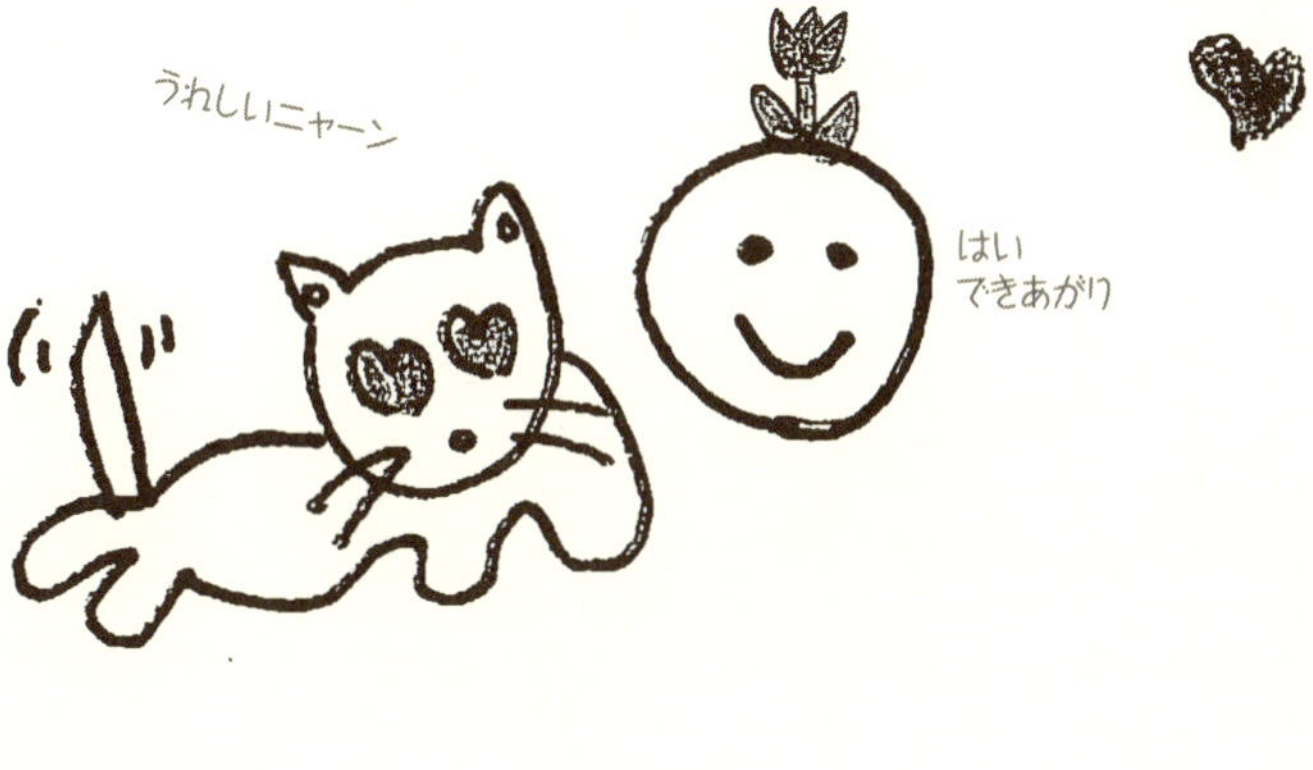

る。このコーヒーは、カルダモンやクローブなどの解毒作用のあるスパイスをコーヒー豆にミックスさせた、オリジナルのアーユルヴェーディック・ブレンドのコーヒーである。

ミルク・プディングの作り方は、ギー、カルダモン、シナモンを水で沸騰させた後、ダマにならないように静かにサモリナやサーゴを加えていく。そしてそれらを約十分ほど水で煮た後、少しずつ牛乳を加えていく。最初に牛乳を加えるとほぼ同時に、細かく削ったココナッツを入れる。ココナッツはできるだけ早い時点で入れるのが、美味しさの秘訣だそうだ。その後、ひたすらダマにならないようにやや弱めの中火で約十分程度混ぜ続ける。火を止める約五分前に、デーツやレーズン、アプリコット、くこの実などのドライフルーツを入れてかき混ぜ、でき上がりである。慣れると簡単だが、そこに到達するまではなかなか難しい。サモリナもタピオカもきちんと加熱し調理しないと、消化不良を引き起こす。また、意識を集中させていないとすぐ塊ができてしまう。

サモリナは（消化に）重いため、冬に食するのが適している。タピオカはココナッツからできており、冷却作用があるので夏に適している。サモリナよりは消化が軽い。ちなみにこのサモリナ・ミルクプディングは、滋養強壮、精力増強に良い。性的能力を高めたい人にお勧めである。

また私たちはチャパティーという、インドやパキスタンの一般家庭で食されるパンも作って食べる。これは全粒粉（精製していない小麦粉）と水を捏ねて生地を作り、発酵させずに薄い円形に伸ばして焼いたものである。円形の鉄板や直火で焼く。この生地を作るのがまた難しい。水と全粒粉の割合や捏ねる力加減などで生地の柔らかさが、最終的にはパンの柔らかさが全然違ってくる。恥ずかしい話だが、私は一度もまともな生地を作ったことがない。何度か段ボールの紙のように硬い生地を作ってしまったので、先生から生地作りを担当しないように言われたのだ。また焼き方に関しても、焦がさずにしっかりと焼くのは本当に難しい。

アーユルヴェーダハウスでは、料理は絶対美味しくなくてはならない。前述の通り、美味しい料理は消化の火を搔き立て、栄養吸収を容易にする。その反対に、まずい食事は消化の火を弱め、消化不良を引き起こす。先生は生徒全員を一流の料理人に育てあげるために、心を鬼にして、生徒の料理の腕前を手厳しく批判する。アーユルヴェーダの「食は薬」、「台所は薬局」という概念において、料理がうまくできるようにならないと、アーユルヴェーダのハーブ薬も調合できないからである。こうして生徒は悔し涙を拭いつつ、カレッジを卒業する頃には、全く料理ができなかった人も、まあまあの腕前に成長している。

朝食後は勉強や労働など、その日にやるべき仕事を行う。そして大体十二時過ぎから十四時くらいの間に昼食をとる。少なくとも午前に一回、午後に一回は休憩時間をとってお茶を飲む。夕食は軽い食事を午後六時から七時半の間に食べ、できるだけ夜は早めに、理想的には二十一時から二十二時くらいまでに寝る。そして翌朝はまた日の出とともに起床する。

これが、アーユルヴェーダが推奨する健康的な日常生活の基本である。これは季節、老男若女、健康状態、病気の症状を問わず、健康増進のために誰もが簡単に実践できる。アーユルヴェーダの古典的教科書には、より詳細かつ具体的に日常生活の過ごし方から着るべき衣服、振る舞い、性行為に至るまでの指針が記されている。

パンチャ・マハーブータとトリ・ドーシャ

❖パンチャ・マハーブータ（五つの偉大な元素）とは

アーユルヴェーダでは、全宇宙に存在する万物は五大元素（空、風、火、水、地）で構成されていると考えられている。この概念は、パンチャ・マハーブータ（パンチャは五、マハーは偉大な、ブータは元素を表す）と呼ばれ、アーユルヴェーダを理解する上で不可欠なものである。これらの元素は上記の通りの順序で宇宙に顕現している。構成元素であるので物理的状態・次元は存在しない。人間だけでなく動物や植物、環境の構成元素でもある。

人間の身体においてパンチャ・マハーブータは、トリ・ドーシャと呼ばれる三つの生命エネルギーで表わされる。[8] このエネルギーは動物や植物などにも同様に当てはまるが、人間だけに「空」元素の作用が働く（「空」元素によって、瞑想などの高次元の霊的活動が可能となる）。食物や薬草などにおいては、パンチャ・マハーブータはラサ（味）、グナ（性質）、ヴィールヤ（効能）、ヴィパーカ（消化後の味）、プラバーヴァ（特殊作用）として表われる。これらについては後述する。

❖トリ・ドーシャ（三つのドーシャ）とは

ドーシャは無形の機能的知性あるいはエネルギーであり、心と身体を動かし、身体の細胞組織とその機能をコントロールすると言われている。「空」と「風」の元素が結合して**ヴァータ**と呼ばれるエネルギーが生まれ、「火」と「水」の元素が結合し**ピッタ**が生まれ、「水」と「地」が結合して**カパ**が生まれる。

ヴァータは、体内の動きや空間に関わる全ての要素をコントロールする。主に、「風」の特徴を示し、乾燥、軽い、冷たい、素早い、粗い、細かいなどの形容詞で表される。ピッタは、体内の変換プロセスやそのプロセスにおいて生じる熱やエネルギーの生成をコントロールする。主に、「火」の特徴を示し、熱い、鋭い、浸透性、軽い、酸性、やや油性などと表現される。**カパ**は、「水」と「大地」の性質を反映する。液体化、潤骨、粘着力をコントロールするだけでなく、身体を堅固にし、構造を与える。重い、鈍い、冷たい、安定、堅固、油性などの形容詞で表される。

ドーシャゾーン

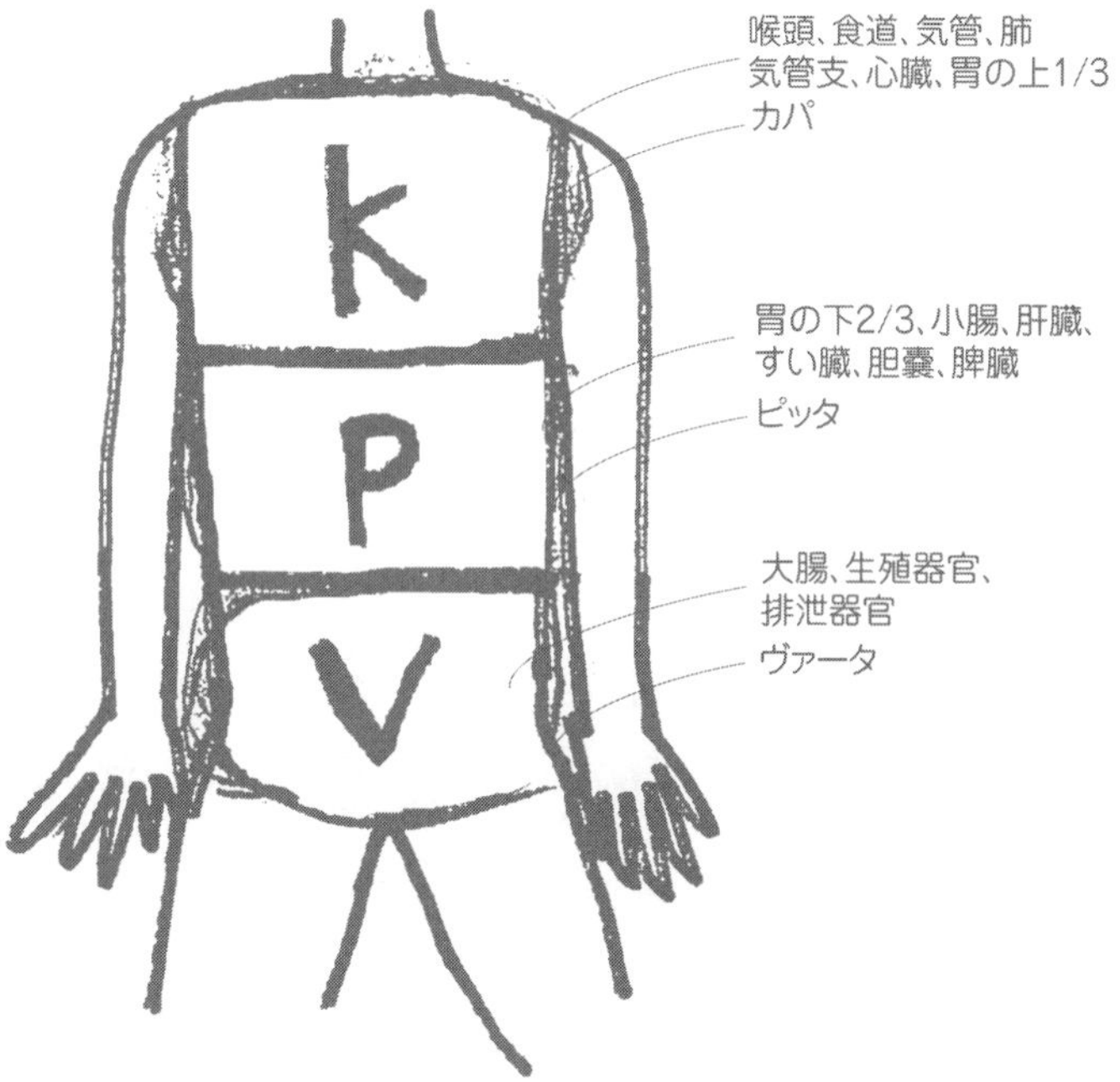
喉頭、食道、気管、肺
気管支、心臓、胃の上1/3
カパ
K
胃の下2/3、小腸、肝臓、
すい臓、胆嚢、脾臓
ピッタ
P
大腸、生殖器官、
排泄器官
ヴァータ
V

ドーシャ[9]は体内でそれぞれ特有の器官や部位に支配的影響を及ぼす。これを理解する上で、胃腸管を、口から肛門までの長い空洞管として考えてみよう。この管とその周辺部位は、特定の機能を行うドーシャによって、三箇所に分割することができる。

まず頭から横隔膜までの上体部を見てみよう。この部分に存在する臓器には、鼻や目や耳などの感覚器官、舌、喉頭、咽頭、食道、気管、肺、気管支、心臓、心膜、胃の上部がある。これらの臓器は、身体に不可欠な水様性の分泌物という形で、液体を生成している。例えば、舌は唾液を分泌するが、唾液は食物と混ざり、食物を飲み込めるくらいに液体化する。目と鼻は、自らを保護するために液体を分泌し、機能を維持する。肺の細胞膜は、乾燥を防ぐために粘液を分泌する。これらの臓器の機能は、湿潤、溶解、結合、潤滑といった、カパの性質に関連している。身体のその他の部分も分泌物を生成するが、それらには異なる目的がある。

このエリアは、身体のその他のエリアと比べて、より多くの分泌物が生成されるだけでなく、頭蓋骨、顎、顔の骨格、肩、鎖骨、胸郭など、より多くの構造によっても特徴付けられる。これらの構造や分泌物の機能により、このエリアをカパ・ゾーンと呼ぶ。

次に、横隔膜からへそにかけてのエリアを見てみよう。このエリアは、胃の下部、回盲弁までの小腸、肝臓、膵臓、胆嚢、脾臓をカバーする。これらの各臓器は、化学変化に関わる酸や酵素を含む物質を生成する。塩酸、消化酵素、膵液、胆汁などがこれらに含まれる。身体のこのエリアの主な目的は変換または代謝であるが、これは「火」の要素、ピッタの主な役割である。このエリアの分泌物は接触する物質すべての構造、色、性質を変える。カパ・ゾーンの潤骨性かつ結合性の分泌物が、くすんだ白色で、ねばねばしており、不透明であるのとは対照的に、ピッタ・ゾーンではさまざまな色の分泌物、特に、黄、赤、緑の分泌物が生成される。

三つ目のエリアは、へその下から大腸にかけて、生殖器官や排泄器官、脚をカバーする。気孔、空間、乾燥、軽さ、動きなどが、このエリアの機能を表す。ここの臓器は、分泌物を生成せず、むしろ、液体を再吸収するか、排泄のために維持するかのいずれかである。このエリアの臓器と骨の両方が、その他の2つのエリアに比べ、より大きく、内部により空間を持つ。これは、このエリアがヴァータの支配下にあるためである。

ヴァータは、食物の乾燥と異化に関わる作用をコントロールする。ヴァータは大腸を通じて、食物の残りかすを移動させ、その残りかすの水分は取り除かれ、色は黒くなり、最終的には、身体から排泄される。ヴァータの主要座位は結腸だけでなく、骨、特に骨盤骨にある。骨盤骨は、大きく、多孔性で、固く、体重のほとんどを支える強さを持つ。

ドーシャは体内にそれぞれ支配的なエリアを持っているが、全身に広く存在している（一つ一つの細胞もトリ・ドーシャで構成されている）。

その中でも、ヴァータが最も全体的な影響を及ぼす。ヴァータは刺激に対する反応をコントロールし、全身において、カパとピッタを動かすことに責任を負う。例えば、のどが渇いたとき、ヴァータの力なしに、カパとピッタの分泌物は動くことができない。酸素、栄養、排泄物、毒素はすべてヴァータによって動かされるのである。

❖人生におけるドーシャ・ステージ

体内に各ドーシャの支配的エリアがあるように、人間の人生にも各ドーシャが支配的な時期がある。誕生[10]から思春期までは、カパ・ステージと呼ばれる時期である。この段階は、心身の育成と成長と特徴付けられる。子供は何を食べても成長し続け、体重を増やしていく。子供は自然に、より多くの脂肪を蓄える。脂肪は、カパの特徴である。幼児期においては風邪、膿漏、アレルギー、耳や気管支の炎症など、カパのバランスが乱れることによって発症する症状が最も一般的である。これらの症状すべてが、カパ・エリアにおいて発症することも注意に値する。

次の段階は思春期から始まる。身長と体重の増加は緩やかになり、身体の成長の中心は突然、生殖能に移る。身体は、性的特徴を急激に明らかにしていく。男性は精子を生成し始め、女性は生理を迎える。この変換期の段階は中年期まで続く。しかし思春期以降、その変換はより心理的な面で行われる。ピッタ・ステージにおいては、激しく燃え盛る「火」が障害を克服し、目標を達成する上で野心、勇気、エネルギー、やる気をもたらす。この時期は主に皮膚疾患、食物アレルギー、胃酸過多、その他の消化不良など、ピッタのバランスが乱れることによって発症する症状が最も一般的である。

中年以降、私たちは心身に新たな現象が起こっていることに注目するだろう。体力や気力が衰え始めるのである。皮膚は乾燥し、しわやたるみができる。身体は弱くなり、記憶力や集中力も衰えていく。筋肉は弾力性や柔軟性を失っていく。体内では乾燥、異化、骨がすかすかになる、自律神経系の働きが弱くなるなど、ヴァータの影響が支配的になっていく。ヴァータの影響は、脱水、細胞組織の消耗、自然な代謝活性サイクルに障害をもたらす。これが人生の最終段階であるヴァータ・ステージである。

この時期に最も頻繁に発症する病気は、不眠症、感覚器官の衰え（難聴、視力の衰え）、記憶力の減退、不安、さまざまな退行性及び神経性の問題である。その他の2つのステージに比べ、このステージにおいてはドーシャの乱れと病気を予防するために、食生活とライフスタイルにより注意しなくてはならない。

カパとピッタ・ステージにおいては、病気の症状を抑制することも可能である。しかし老齢期においてヴァータの影響が支配的になると、身体はもはや症状を抑制することができなくなる。時折の不快感は消耗性疾患に進行する。ヴァータの流動性によって、体内毒素は弱い細胞組織に集中していく。集中し蓄積した毒素は細胞組織の代謝を阻害し、栄養を全身に行き渡らせないようにする。ヴァータの乾燥性が細胞組織を乾燥させ、免疫力を阻害する。

毒素や老廃物はカパとピッタ・ステージにおいてすでに蓄積していたかもしれないが、対抗性疾患の兆候は、多くの場合、老齢期の始まり、つまりヴァータ・ステージの始まりとともに発症する。ヴァータ・ステージの開始時点が通常、私たちが人生において深刻な健康問題に直面するときでもある。若年期では比較的容易に防ぐことができたかもしれない病気も、この段階では、元に戻せない自然のサイクルのため、つまり老化のため、治療が難しくなっている。もちろん、このドーシャ・ライフサイクルは人間だけでなく、植物や動物など全生物に同様に存在する。

❖一日のドーシャ・サイクル

さらにそれぞれのドーシャは体内の特定のエリアや人生の段階において支配的になるだけでなく、[11]一日の特定の時間帯においても支配的になる。午前六時から十時、大気がまだ冷たく重く湿っているとき、「水」の元素が支配的になる。これがカパ・アワーである。やがて日差しは

ドーシャアワー

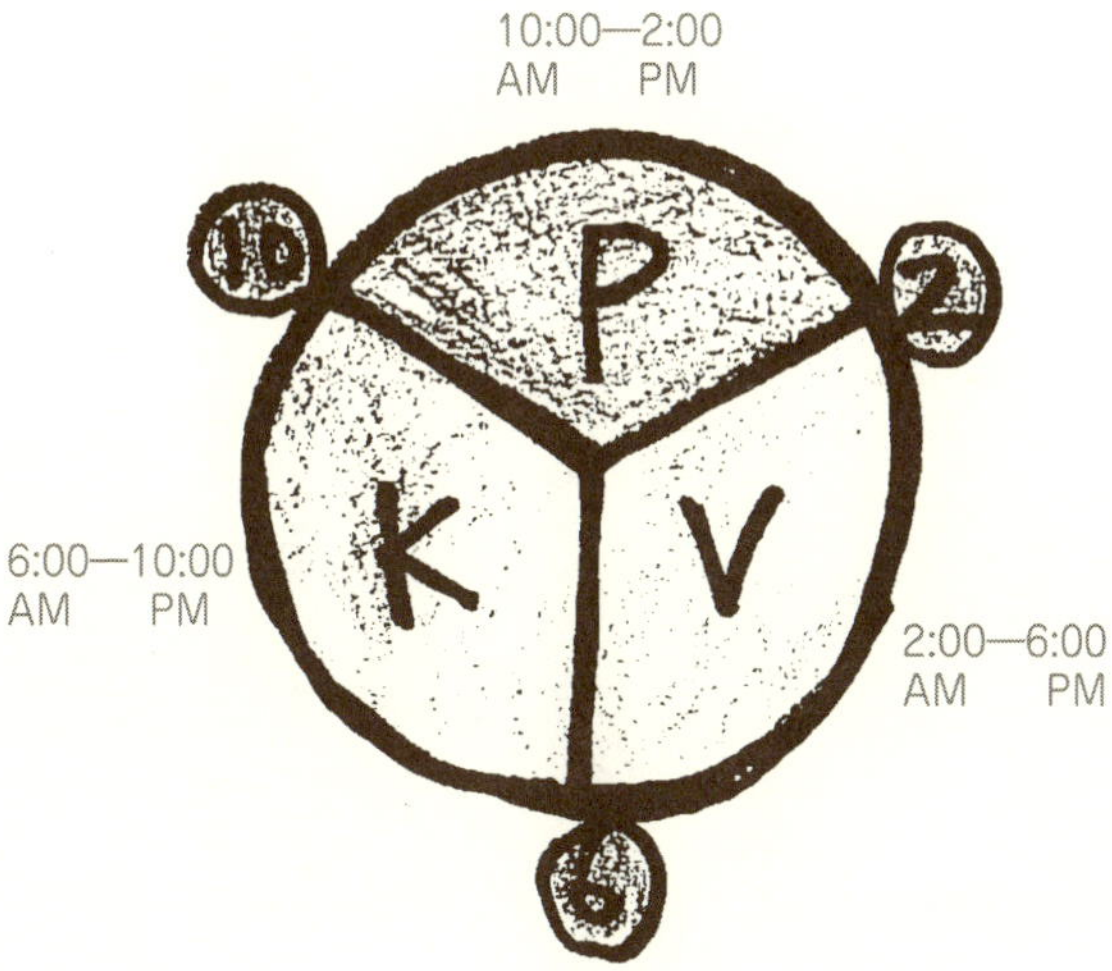

強くなり、湿気や冷気を消し去る。この「火」の力が最も強い、午前十時から午後二時までをピッタ・アワーと呼ぶ。午後二時から六時までは「風」の影響力が強いため、大気は冷たく乾燥し、風が強くなる。ヴァータ・アワーである。

この十二時間のドーシャ・サイクルは、一日のうち同様にもう一度繰り返される。日没後、午後六時以降は「水」が再び、優勢になり、大気は重く湿り冷える。午後十時から午前二時までは、天候は安定し、「火」の激しさのもとに星の光はより鮮明になる。午前二時から六時までは大気はより乾き、軽くなる。

一日のドーシャ・サイクルは、身体に影響を及ぼす。日の出頃は「水」が増え、カパが優勢になるため、身体はより多くのカパ系分泌物を細胞組織から胃腸管へと送り込む。正午頃は、ピッタ系分泌物が胃腸管に増えるため、咽喉の渇きや空腹感が感じられる。身体の消化機能が最もよく働くのは、この時間帯である。午前及び午後二時以降は、身体はより動きを感じ、排泄機能が最も活発になる。

❖瞑想はヴァータ・アワーに

ちなみに瞑想はヴァータ・アワーに行うのが最適である。パンチャ・マハーブータ（五大元素）の発現の順序「空、風、火、水、地」を思い出していただきたい。この発現の順序は、絶対的なものである。パンチャ・マハーブータを発現させたのは宇宙の創造主である神様である。したがってパンチャ・マハーブータの上に位置するのは神様である。

私たちが瞑想する目的は、大いなる叡知を悟ることであり、高次元のレベルにいくことである。ヴァータ・アワーでは「空」元素が支配的であり、その軽さによって、高次元に入りやすい。「空」のすぐ上が高次元の領域であるので距離的にも近い。カパ・アワーに入ってしまうと、「水」の重みによって、上に上がるのが難しくなる。また「水」は顕現プロセスの下方に位置するため、上に上昇するにあたって、「空、風、火」を押し上げねばならないので、より一層の努力をしなければならない。カパ・アワーには、意識を現世に結びつけるような活動（例えば、食事や入浴をして、肉体を癒す）を行うとよい。

ドーシャの機能を簡単にまとめると、ドーシャとは身体の細胞一つ一つを構成する、目には見えないエネルギーである。それは骨髄の深部から生殖組織、皮膚の表層まで身体内を自由自在に移動する。ドーシャの知性によって、身体は保持すべきもの、排泄すべきものを区別する。ドーシャはそれぞれ体内に支配的なエリアを持ち、そのエリアにおいて最も強力に機能する。一日のドーシャ・サイクルは、身体の深部構造からその管腔構造にかけての老廃物の移動や、胃腸管から深部組織にかけての栄養の移動に対応している。

アーユルヴェーダでは、トリ・ドーシャのバランスが崩れると、具合が悪くなり、病気になると言われている。アーユルヴェーダ・セラピストが患者の診断をする際、まずどのドーシャのバランスが乱れているかを調べる。それから、そのアンバランスな状態を改善するための治療を行う。治療では、個人の体質と症状、季節に応じて食習慣とライフスタイル改善、薬用オイルを使用したマッサージ、スチームセラピー、ハーバルマスク、毒素排出などのセラピーが行われ、煎じ薬、強壮剤などが使用される。

4 十人十色

十人十色…

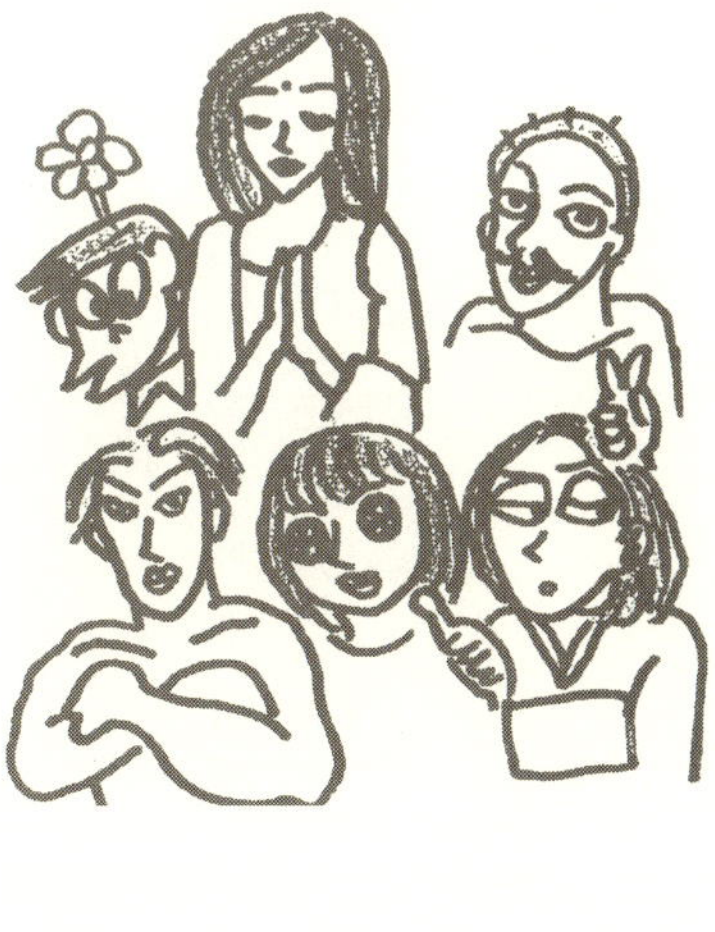

プラクリティ（体質）判断

繰り返し述べるが、アーユルヴェーダでは、宇宙の一切衆生がパンチャ・マハーブータ（五大元素）で構成されていると考えられている。しかし同じ構成元素で構成されているはずなのに、なぜ私たちの姿形、身長、体重、身体的機能、エネルギー・レベル、健康度、知性、環境への適応性などはそれぞれ異なるのか？

この答えは、パンチャ・マハーブータとトリ・ドーシャの理論によって説明することができる。物質界では、一つ以上の元素が優勢になり、その影響が強く環境に反映することがある。例えば、夏には火の元素が増大し、大気は熱くなる。人間の体内でも同様に、一つ以上の元素あるいはドーシャが支配的になると、そのドーシャの影響が大きくなる。このように私たちの多様性は単なる偶然ではなく、ドーシャの割合の違いによる必然的なものなのである。

それぞれのドーシャのバランスは、私たちの誕生時に決定され、一生涯にかけて変化しないものとされる。ドーシャの割合を決定する最も大きな要因は両親のドーシャの構成比によるものであるが、その他にも受精時の両親の精神状態、家族の遺伝的な特性、母親の妊娠時の食生活とライフスタイルなどの要因がある。

それぞれのドーシャは体内において特定の性質や機能を示し、身体、性格、感情など個性を形作る。大抵、一つか二つのドーシャの性質や特徴が、最も顕著に表れる。しかし稀に、三つすべてが同等の割合で構成されていることもある。アーユルヴェーダでは、この生まれ持った体質を「プラクリティ」と呼び、ヴァータ、ピッタ、カパ、ヴァータ・ピッタ、ヴァータ・カパ、ピッタ・カパ、ヴァータ・ピッタ・カパの7つに分類される。

このような体質論は自分自身を理解する上で非常に役立つ。体質論は身体的機能だけでなく、精神的、情動的な特性や傾向も示す。つまり身体的構造、肌の色艶、髪の色、消化力、食欲、スタミナ、性的能力、知的能力、性格、情緒、特定の環境による影響など自分自身に関することのすべてを示してくれる。

プラクリティ(体質)別イメージ

細く、枝毛や切れ毛、
ふけがでやすい髪

目の間は極端に
狭いか広い

わし鼻

全体的にアンバランスな
顔の造り
皮膚は薄く
乾燥、肌荒れしやすい、
シワができやすい
つやがない

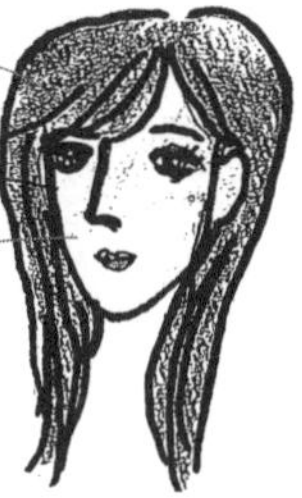

☆ヴァータ

風のような軽さと順応性を持つ。
歩く、話す、考えるなどのすべての
行動のスピードが速い。
活発で行動力がある。
落ち着きがなく、
神経過敏で、気分屋な面がある。

赤みがかった細く柔らかい毛
抜け毛、白髪になりやすい

挑戦的、攻撃的な強い眼力
全体的にバランスが良い
薄すぎず厚すぎない唇
肌はほくろやそばかすが多く
Tゾーンがオイリーに
なりやすい

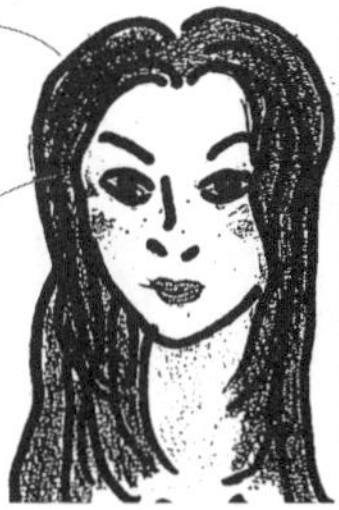

☆ピッタ

知的で情熱的でチャレンジ精神旺盛。
体温が高く、消化や代謝や良い。
食欲旺盛で汗っかき。
ピッタのバランスが乱れると、
攻撃的でイライラしやすくなり、
血圧も上がりやすくなる。

太く、光沢がある髪。量が多い。
脂っぽくなることがある

大きくしっとりと濡れた目
ぷっくりとした鼻の穴と唇
肌は白くて柔らかく滑らか。
オイリーになったり、
毛穴が開きがち。

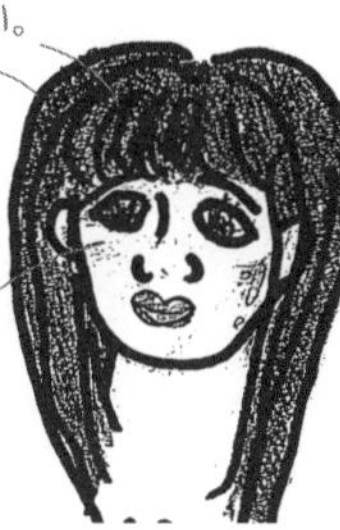

☆カパ

3タイプの中で一番体力がある。
がっしりとした骨組で、
体に脂肪がつきやすい。
本質的におっとりしていて優しいが、
カパのバランスが乱れると、
物事を面倒くさがったり、
大ざっぱになったりする。
人や物に執着する。

またドーシャの構成比が私たちの長所や弱点、才能などを決定付けるため、それらを理解することで有利に活用することができる。生まれ持った体質に合ったライフスタイルを送ることによって、私たちは自然と調和した、最適な健康状態を実現できるようになる。その結果無理せずに人生の目的（ダルマ）を達成し、充実感や満足感を得られる。

このように私たち一人一人が自分の体質を理解することは有益なのである。もちろんアーユルヴェーダの診療においては、個人の体質を判断することは基本である。

私は最初、自分の体質を判断することできなかった。どのドーシャの特徴も自分に当てはまるような気がしたからである。クラスの皆は、私はヴァータ・カパの混合型だと言っていた。私自身はピッタ・カパの混合型だと思っていた。両親は明らかにピッタ・カパであるからだ。父のほうはピッタ優位のピッタ・カパで、母のほうはカパ優位のピッタ・カパである。これは三つのドーシャの中で、ピッタとカパの両方が優位でありながらも、カパの割合のほうがピッタよりも若干より優位であることを意味する。

あるドーシャが優位であるとは、そのドーシャのバランスが乱れやすいということである。私は確実にカパ優位なのだが、絶対単一のカパ型ではない。ドーシャのアンバランスな状態をヴィクリティと呼ぶが、ヴィクリティは一見、特に長期的なアンバランスな場合、プラクリティのように、その人の一部となって表われていることがある。この違いを見分けるのは非常に難しい。何十年の臨床経験を持つアーユルヴェーダ医師でも、見分けられないことがある。

❖それぞれの体質（ヴァータ体質、ピッタ体質、カパ体質）

[12]それぞれの体質の特徴は次の通りである。

まず**ヴァータ体質**では、ヴァータ・ドーシャの割合が優位であるため、その性質が体格、外見、性格、言動に顕著に表れている。身長は極端に高いか低いかであり、華奢《きゃしゃ》でやせていることが多い。鷲鼻で、目は離れていたり、小さかったりする。皮膚は冷たく乾燥気味で、髪も乾燥でぱさついている。歯並びは悪く、大きさが不揃いである。動作が素早く早口。物事を覚えるのも早いが、忘れるのも早い。好奇心旺盛で、何でもすぐに手を出すが、長続きしない。血管が浮き出て見える。便秘がちであり、お腹にガスが溜まりやすい。冷え性で、関節がぽきぽきと音を鳴らす。良くも悪くも、動きと変化が激しい体質である。一番、体力が弱いのはヴァータである。

次に、**ピッタ体質**はピッタ・ドーシャの割合が優位な体質のことである。ピッタ体質の人は、中肉中背の、バランスが良い体格をしている。顔色や肌の色は、どちらかというと黄色や赤色がかっている。身体は柔軟で、皮膚のつやは良い。知的で鋭い目つきをしている。体温は比較的高く、暑がりで汗っかきであることが多い。便秘よりも、むしろ下痢をすることが多い。体内に熱が多いので、アグニ（消化や新陳代謝を促進する火）が高く、通常、快食快便である。自己主張が激しい。知性的で勇敢なため、リーダーに適している。話し方や行動に無駄がない。無駄なことや行為を嫌う。ピッタのバランスが乱れると、短気でイライラしやすくなる。完璧主義に走りやすい。この体質の人が、最も周囲に敵を作りやすい。

カパ体質は、カパ・ドーシャの特徴を顕著に表わす。外見的には、骨格や構造ががっちりしており、腕力が強く、最も体力や持久力のある体質である。太りやすく、脂肪が多いため、血管が見えにくい。油分が多いため、肌はしっとりと滑らかで、色白である。髪もしっとりしており、ふさふさで量が多い。大きさが揃った、形のよい歯をしている。体力があるので、食事を抜いても大丈夫である（対照的に、ヴァータは体力が弱いので、食事を抜かすとばててしまう）。どんな場所でも、よく眠れる。話し方や行動が鈍い。覚えるのは遅いが、いったん覚えたことは忘れない。慈悲深く、献身的、穏やかで寛大、情にもろい。辛抱強く、着実に物事を進める。執着心が強く、お金や物質を蓄える傾向や過去に執着する傾向がある。

混合型とは、二つのドーシャのバランスが共に乱れやすい体質のことである。特徴的には、二つのドーシャの長所と短所を兼ね備えている。例えば、**ヴァータ・ピッタ**は、気分が変わりやすいと同時に、気性が激しい。想像力と行動力を兼ね備えているが、長続きしない。冷え性でありながら、暑がりでもある。背は高くやせていて、肌は赤みがかっているなどの特徴がある。ヴァータとピッタの共通の性質である「軽さ」が顕著になる。

ピッタ・カパは、ピッタの熱性により、消化力が高く、新陳代謝が良い。それにカパの安定性が加わるため、このタイプが肉体的に最も頑強である。ピッタとカパに共通する湿性と油性が顕著になる。

ヴァータ・カパは、その相反する性質のため、最もバランスを取るのが難しい。「冷たさ」に最も弱い体質である。三つのドーシャの割合がほぼ同等になっている**ヴァータ・ピッタ・カパ**体質の人は、あまり多くは存在しない。各ドーシャの長所を持つ反面、どのドーシャも乱れやすいため、一年中、さまざまな症状を抱えていることもある。しかしこれが最も活力の大きい体質である。

クラスでは皆、お互いに顔を見合わせていた。均整のとれた顔立ちと体型、鋭い目つき、小麦色に焼けた輝いた皮膚、暑がりで汗かき、知的で情熱的な性格、リーダー型、完璧な実用主義など、先生は明らかにピッタだ。サリーは背が高く、バランスが良い体格をしている。肌はやや赤みがかっている。機敏で素早く動く。いつも体の一部を動かしている。物事を率先して行うリーダー型。サリーはおそらくピッタ優位のヴァータ・ピッタだろう。ピッタが優位なのは、短気で怒りっぽいところ、皮膚に炎症を起こしやすいところ、胃酸過多になりやすい傾向などで分かる。

アニーはカパ優位のヴァータ・カパである。背が低く、しっとりとした、透けるような白い肌と、ぱっちりとした大きな目をしている。「あー面倒くさい」が、口癖である。話し方や行動は極端に早いか、遅いかのいずれかである。便秘がちで、冷え症である。物事にはわりあい神経質に対応するが、抜けているところが多く、途中で面倒臭くなり終いには大雑把に完結することが多い。

私の目には、メリッサはカパ優位のピッタ・カパに映ったのだが、それが正しいかどうかは分からない。メリッサは、すべてのドーシャのバランスが同様にひどく乱れているので、判断が難しいのだ。年齢は三十代半ばのはずだが、その艶のない乾燥した皮膚や髪、赤い発疹ができた皺の多い顔、充血した目など、メリッサは外見的に実年齢よりもかなり老けてみえる。精神的状態としては、ラジャスとタマスが支配的で、とりわけタマスが優位だった。おそらくアルコール依存症で、麻薬も大量に服用していたはずだ。これらが全ドーシャを乱し、タマスを増大させていた最大の原因なのである。

先生はある日、街角で紙袋の中にウイスキーのボトルを忍ばせ、そのボトルを友人たちと回し飲みしていたメリッサを見かけたことがあるという。それはメリッサがまだカレッジにやって来る以前のことだそうだ。メリッサは心から信頼していた友人に裏切られた。その友人とは美容院を共同出費して経営していた。よくある話かもしれないが、その友人はある日、売上を全部持って消えた。

それまで時計の音がこれほどまでうるさいものだと気づかなかった。時計のこちこちという音は、メリッサの皮膚を突き刺し穴を開け、血を流させる。それは耐え難い痛みだった。メリッサは一瞬にして、人間不信という暗黒の闇の中に突き落とされたのである。このものすごい痛みは、アルコールや麻薬でなければ緩和できなかった。

いつの間にか、メリッサは毎日バーボンのボトルを数本空けるようになっていた。手に入ればマリファナを吸い、エクスタシーなどの麻薬をやり、街に出て若い男をナンパし性行為を繰り返した。メリッサの張りのある、しっとりとしたふくよかな白い肌は、次第にかさつき黄ばみ、過剰な脂肪でぶよぶよしていった。顔にはいつも吹き出物ができるようになった。不眠症になり、睡眠薬を服用するようになった。大量のアルコールや薬を摂取するせいか、胃腸が悪くなってきた。交互に下痢と便秘になった。体調はいつも最悪だった。

❖ヴィクリティ（ドーシャのアンバランス）

ちなみに、三つのドーシャがバランスのとれた働きをして初めて、私たちは正常な機能を営むことができる。ドーシャのバランスが保たれているとき、私たちは健康である。病気とは、これらのエネルギーの一つか二つ、あるいは三つすべてが過剰または不足し、バランスが崩れた状態を示す。このドーシャのアンバランスが、ヴィクリティと呼ばれるものである。

ドーシャは体質や季節に適していない食生活やライフスタイル、精神状態などに影響されアンバランスになる。アンバランスになるとは、過剰になるか不足するかのいずれかのことを指す。一般的に、過剰になるケースがよく見られる。[13]各ドーシャのヴィクリティには、次のような兆候がある。

ヴァータが過剰になりすぎた際には、身体的衰弱が見られる。温かい場所、食事や飲み物が欲しくなる。腹部にガスが溜まり、膨張感、便秘などの症状がある。体力、筋力が低下し、やる気や意志力がなくなる。手足の冷えや乾燥、緊張性頭痛、腰痛などの痛み、不眠症などの症状が起こる。精神的には、心配や不安感が強くなり、気分が変動しやすくなる。衝動的で集中力がなくなり、すぐ緊張する。忘れっぽくなり、過度に恐怖心が強くなる。空虚感を感じ、抑鬱的になる。

ヴァータ・ヴィクリティをもたらす行動やライフスタイルとしては次のようなものがある。ストレス、妥協を余儀なくしなくてはならない状況、家庭・職場の管理に対する不安やストレス。突然の衝撃的な出来事や人間関係の変化。心配、悲嘆、恐怖やショックによる情動的疲労。過度の旅行（車や飛行機での移動）、ばたばた忙しく動き回ること。過度の肉体的、精神的活動による睡眠不足。食べ合わせの悪い食物を食べる。絶食、食事を抜かす。レタス、キャベツ、カリフラワー、豆、生野菜の食べすぎ。スナック菓子の食べすぎ。急激な天候の変化などである。

ピッタが過剰になると、短気で怒りっぽくなる。批判的、欲求不満、敵意、苛立ちを見せる。激性が増えるため、心の中にラジャスが増大する。身体的には、過剰な食欲と咽喉の渇きが感じられる。目、皮膚、排泄物（尿、便、汗）が黄色くなる。多汗症、発疹やじんましんなどの皮膚疾患などの症状が起こる。体臭が強くなる。胸やけ、肝臓や胆嚢、胃腸系の病気になる。それらが悪化して、肝疾患、胃や十指腸潰瘍を患うこともある。

ピッタ・ヴィクリティをもたらす行動やライフスタイルとして次のようなものがある。仕事・ストレスやプレッシャー、納期などに対して、欲求不満、怒り、苛立ちを感じる。遅延や時間の無駄に対し、過敏に反応する。早食い。辛く刺激的な食物、酸っぱいもの、塩辛いもの、揚げものを過剰に食べる。よく噛まずに食べる。発酵食品、チーズ、アルコールの過剰摂取などである。

カパが過剰になると、無気力、怠慢、鈍感になる傾向がある。執念深くなり、執着心や依存心が強くなる。思考が鈍くなり、大雑把になる。抑鬱的になる。所有欲が強くなる。過度に睡眠をとる。心の中に、タマス・グナが増えた状態になる。また、運動不足で肥満気味になる。消化不全になり、唾液が過度に分泌される。食後に倦怠感を感じる。口内が甘ったるくなり、痰が増える。アレルギー性鼻炎や鼻水・鼻づまり、気管支炎、喘息などの気管支系疾患、関節炎にかかりやすくなる。

カパ・ヴィクリティをもたらす行動やライフスタイルとして次のようなものがある。肥満や糖尿病などの遺伝的体質。甘いもの、塩辛いもの、脂肪分の多いもの、油っこい揚げもの、乳製品の過剰摂取。ストレスや仕事のプレッシャーに対し、引きこもり、不安や憂鬱になる。物質を過剰に収集、保管、保存する。所有欲が強い。人間関係において依存心が強く、過保護になる。過度の睡眠や怠惰などである。

ヴィクリティの状態は、脈、舌、声、皮膚、目、外見、尿、大便の状態によって判断することができる。これらを検査することで、ヴィクリティの状態だけでなく、患者の健康状態の全体像も解明することができ、過剰に増加したドーシャや未消化物の存在も明らかにすることができる。

まず脈拍はプラクリティとヴィクリティ、シュロータスと呼ばれる体内エネルギーの経路の滞り、活力レベル、血圧、妊娠など、その他の情報も提供してくれる。脈拍は朝、食事前に測定するのがベストである。

舌は消化力、アーマ（未消化物）の蓄積度、ヴァータ、ピッタ、カパの状態、栄養吸収力、その他健康に関する情報を示してくれる。

外見の診断するに当たって、顔の形、鼻、口、手の形など見た感じはすべてプラクリティとヴィクリティの診断に役立つ。
さらに大便もドーシャ、アーマ、細胞組織の状態に関する情報を示してくれる。消化不良や栄養吸収不全があると、大便には悪臭があり、重くなる。ほどよい硬さで便器の中に浮かび上がった大便は、アーマを生成しない健全な消化吸収の状態を示す。

ドーシャ理論に照らして考えてみると、私が長い間苦しんでいた強迫性神経症や対人恐怖症はヴァータのアンバランスによるものとなる。ということは、ヴァータのバランスを回復させれば、これらの精神疾患は治るのだろうか。答えはイエスでも、ノーでもある。肉体の健康を回復させれば、精神の健康もある程度回復するが、問題の根源は精神状態にあるので、ここではやはり精神のバランスを回復させることが最も重要である。精神のバランスを回復させるには、周囲の人々の愛情やサポート、信頼関係、海や森など静寂で純粋なサットヴァの性質に満ち溢れる環境、早寝早起きの規則正しいライフスタイル、サットヴァを増やす健康的な食生活、瞑想や呼吸法、ヨーガなどが必要である。心身魂は一つであるため、心にサットヴァが増え、安らぎや安定感が生まれると、身体のドーシャのバランスも自然に回復する。

逆に強い恐怖や不安感を持ち、心にラジャスが増えすぎると身体面でヴァータが悪化する。また怒りや苛立ち、欲求不満を持ち、ラジャスが増えすぎるとピッタが悪化する。ストレスに対し鬱になって引きこもると、ラジャスとタマス、特にタマスが増え、カパが悪化する。

アーユルヴェーダハウスで周囲の皆の温かいサポートを受けながら、アーユルヴェーダの教えに沿った健康的な生活を送り、心身のバランスを回復させれば、私もやがては自分の体質がはっきりと把握できるようになるだろう。私の体質について先生に聞いてみたが、教えてくれなかった。

メリッサはこの授業の途中で、先生以外の誰にも何も言わずに帰ってしまった。気分が悪くなったそうだ。彼女は誰のことも好きではないし、信頼していない。私にはその気持ちがよく理解できた。私も彼女も健康への道程はまだまだ遠い。

スネーハ・セラピー

この日の授業は、スネーハ・セラピーという感覚器官を若返らせ、強化するためのセラピーで締めくくられた。感覚器官を浄化することによって、私たちは宇宙との一体感を体感できるようになるそうだ。

一つは、**カヴァラグラハー**[14]というセラピーで、目、鼻、耳、咽喉、声を浄化し若返らせるためのものである。十分な分量の液体で口の中をうがいし、吐き出す。これを数回行う。ヴァータには、ブラックセサミシードオイル、温かい牛乳、シナモンなどの熱性かつ油性の液体を使用する。ピッタには、ファンネル、砂糖、塩、ニーム、ウコンなどを煎じた甘みのある冷性の液体を使用する。カパには、ペパーミント、蜂蜜、黒コショウ、カルダモン、ニームなどを煎じた、乾燥性かつ熱性の液体を使用する。ブラックセサミシードオイルとトリファラー（アーユルヴェーダの代表的な滋養強壮、浄化作用のあるハーブ）は、全ドーシャに適している。

次に、**ガンドゥーシャ**[15]と呼ばれるセラピーだった。これも同様に、感覚器官の浄化と若返りのためのセラピーである。ガンドゥーシャでは、頬を最大限に膨らますように、できる限り目一杯の液体を口に含む。約一分間、液体を口の中に保ち、吐き出す。これを数回繰り返す。ガンドゥーシャに使用する液体は、カヴァラグラハーで使用するものと同じである。個人の体質やドーシャのアンバランスな状態に応じて、使用するハーブやオイル、煎じ汁などを使用する。

これらのセラピーは、背筋を伸ばし座って、あるいは立ったまま行うことができる。両方とも非常に簡単で単純なセラピーだが、その効果は実際に体験した者でないと分からない。感覚器官が浄化されるためか、周囲がきらきら輝きだすかのように感じられる。これらを定期的に行うことによって、口臭、顔、鼻、耳、目の乾燥を緩和することができる。またカパのアンバランスによる症状を緩和することができる。その他にも味覚障害、拒食症、眼精疲労、咽喉の痛みを和らげることができる。いびきや睡眠時無呼吸症の治療にも役立つ。

私たちは、校舎のベランダでガンドゥーシャとカヴァラグラハーを行った。終わった後、皆一様にベランダに並べてある椅子にうっとりと腰掛けていた。皆無言で、恍惚状態に浸っていた。キャシーとジムが先に立って、皆のためにチャイを作って持ってきてくれた。そのチャイは感動するほど美味しかった。

青空はますます青く、庭に咲いた真紅の薔薇は赤みを増したかのように感じられた。私たちは、この美しい世界に存在できることの素晴らしさに心から感謝していた。通りすがりに私たちの様子を覗き込んでいく人々は、このような高揚感を味わっている私たちをアルコールか麻薬に酔っているのだろうと思っているらしい。そうではないことを世界中に大声でアナウンスしたい気分だった。先生が庭で草木に水をやり始めた。ホースから吹き出す水のシャワーに七色の虹が映っていた。そよ風に揺れる、先生の白金色の長い髪は、午後の日差しの中で黄金にきらきら輝いていた。

5　人生リセット

アーユルヴェーダハウスについて

　アーユルヴェーダハウスは、オーストラリアの東海岸沿いの小さな田舎町にある。この東海岸沿いの地域は、亜熱帯性気候で年中暖かく、冬でも日中はTシャツ一枚で過ごせる。きらきら光る白い砂浜のビーチがあり、砂の上を歩くときゅっきゅっと音がする。少し内陸部に入ると、しっとりと濡れた神秘的な深い森と山々がある。ほんの二十年程前は、この辺りにはヒッピーや原住民のアボリジニーしか住んでいなかったが、ここ最近は、都心部や海外からの移住者や観光客がどんどん増えている。

　この周辺に住む人々の多くは、牧畜を営んで生活している。中心部の通りを一歩離れると、見渡す限り広大な牧草地が続く。牧場には牛が群れをなし、飼料を食べたり、寝転がったりしている。空が青い、よく晴れた日には、牛たちは暖かく穏やかなそよ風の中で、気持ち良さそうに昼寝している。ゆったりと寛ぐ牛たちを見ていると、見ているほうもリラックスして眠くなってしまう。乾いた草と土の香り、光り輝く空と静かに流れる白雲は途切れることなく、どこまでも広がっていく。夕暮れになると、空のキャンバスには藍とオレンジ、黄色、紫色が塗られ、同じ風景を全く違ったものに変える。自然の牧歌的風景に勝る、神経緩和剤はない。

アーユルヴェーダハウスの宿舎に住むには、いくつかの条件がある。第一に、カレッジの生徒でなくてはならないこと。そして規則は絶対的に遵守すること。例えば、他者のプライバシーは侵害しないこと。夜十時以降は、大きな物音を立てないこと。大声でしゃべらないこと、などがある。その他には、朝食、ランチ、ディナーの準備は全員ですること、掃除に洗濯、庭の手入れ、草木に水をやることなどがある。商品のラベル貼り、薬の瓶詰め、大工仕事の手伝いなど、指示されたことは、すべてやらなくてはならない。

そしてすべての行為は、常に笑顔で感謝の心を持って集中して行わなければならない。花に水をやったり、壁にペンキを塗ったりと、日常の単純な一つ一つの行為に集中することによって集中力が養われる。集中力は、いかなるゴールの達成においても不可欠である。そして集中した意識状態の中から、私たちがより成長でき、楽に生きられるための気づきや智慧が生まれる。

アーユルヴェーダハウスの建物は、二階建ての大きな家だ。一階はまだ改築が終わっておらず、人が住めるような状態ではないため宿舎としては利用されていない。薬や薬の材料、容器などを置く物置として利用されている。以前この建物は、産科病院として使われていた。一階には看護士が住み、二階は出産のための患者が滞在していたそうだ。

宿舎以外に大きな台所、講義室、クリニック、薬局がある。薬局で販売する薬は全て、ここで製造されている。先生と薬剤師たちが一つ一つ手作りで製造しているのだ。裏庭には、薬の製造工場がある。

先生がこの百年以上前に建築された、古い産科病院の建物と土地を買い取った時、とても人間が住めるような状態ではなかったそうだ。建物の土台はあるものの、全てをほぼ無から建て直さなくてはならなかった。最初は、電気もガスも通っていないため、冷たいシャワーしか浴びられなかったこの家で、キャンプ生活のようなことをしていたらしい。

ここは全てが手作りなのだ。勿論、先生一人では全部の仕事をできないため、外部のプロの大工を雇うことがある。しかし、基礎となる作業は全部自分たちでやっている。

私は今まで、家というのは既に出来ているものを買うか、大工さんに建ててもらうものだと思っていた。自分たちで作る、などという選択肢があるなんて考えてもみなかった。自分たちの手で、家を改築していくことがこんなにも楽しいことだとは思いもよらなかった。自分たちの汗と努力が、少しずつ形になっていく過程を体検するのは本当に楽しい。仕上げにペンキを塗っていく作業も、達成感を与えてくれる。汚れた壁をきれいにしていく気持ちよさは、言葉で言い表せないほどだ。私は自分で物を作る楽しみを今まで体験したことがなかった。物はお店で選んで買うものだと思い込んでいた。

今のところ、アーユルヴェーダハウスに住んでいるのは、私、サリー、ナンシー、レーナ、先生である。他の生徒は、授業がある日にたまに滞在していくだけである。

レーナはアーユルヴェーダハウスに住み、セラピストとしてクリニックで働いている。レーナは十年以上ここにいる。先生ではなく、レーナに診療してもらいにやって来る患者もたくさんいる。レーナはそれほど人気のある、優秀なセラピストなのである。その当時、先生の助手として、レーナがほとんど一人でクリニックの運営を行っていた。

レーナの過去

レーナが初めてオーストラリアに来たのは、十八歳のときだった。最初は観光で来たのだが、温暖な気候と生活のリズムがゆったりとしているところが気に入ってそのまま住みついてしまった。今では永住権も保有している。

家には帰りたくなかった。帰るべき場所がなかった。

レーナが七歳の頃、実父は亡くなった。その後八年間母が再婚するまで、レーナと母は二人きりだった。母はシングルマザーで子供を育てる苦しみを、レーナに直接ぶつけた。母は疲れ果て仕事から戻ってくると、一人でテレビを見ながら酒を飲み、毎晩のようにレーナをぶった。

前髪の付け根の辺りに、今でも消えない縫った痕がある。ある晩、母はいつもよりひどく泥酔し、お前なんかいらない、と言ってレーナを思い切り突き飛ばした。レーナはそのまま無力にテーブルに頭をぶつけた。頭はぱっくりと割れ、血が大量に噴出した。血が鯨の噴水のように流れ続けたので、さすがの母も驚愕し、すぐに救急車を呼んだ。救急車の中でも病院でも、母はごめんね、ごめんね、と泣きわめきながら何度も誤った。

傷は見た目よりも浅く、二十針縫っただけだった。額の傷は二週間で完治したが、レーナの心の傷は決して消えなかった。母を殺してやりたい、と思った。そして母を殺した後、自分も死のう。レーナはその後、母に冷たくあしらわれたり、ぶたれたりする度に、想像の中で母を殺していた。母を殺した後は、いつものすごい恐怖と罪悪感に襲われ、自分も死なねばならないともがき苦しむ。しかし、現実の世界の中で、母の憎らしい姿を目にすると、そのような罪悪感はまた一気に消滅してしまう。

レーナが十五歳になった春、母は見知らぬ男性を家に連れてきた。母の結婚相手だそうだ。母がこのように幸せで満ち足りた表情をしているのは、レーナの父が亡くなって以来見たことがない。母の結婚相手は優しく親切な人だった。レーナはその人を気に入った。少なくとも、その人と一緒にいる時、母は腹の中に癇癪をしまい込んで、穏やかで優しい女性の振りをしていた。そして家の中の雰囲気は次第に、明るく和やかなものになっていった。その後、母は新しい夫との間に二人の子をもうけた。二人ともレーナの父親違いの妹になる。母は小さな娘たちを溺愛した。彼女たちの我侭を受け入れ、いつも大切な宝物のように接していた。レーナは一度も、母からそのような愛情を受けていない。レーナみたいな暗い娘がいると、家の中が暗くなる、と母はあからさまにレーナを邪魔者扱いした。

私が一体何をしたというのだろう？　なぜ幼い頃からずっと、このような仕打ちを受けなくてはならないのだろう。胸の中を渦巻く憎しみや苦しみ、痛みは今ではどす黒く硬直し化石となって、レーナの存在の一部となっていた。レーナの手首には数え切れないほどのリストカットの痕があった。

十八歳の時、家を出た。ただ家を出るだけでなく、嫌な思い出が染みついた故郷から脱出したかった。自分を知る人が誰もいない大きなゆったりとした国に行きたかった。そうしてオーストラリアに行くことにした。そのための十分なお金は貯めてあった。週末の二日間と平日の夜、あるレストランでウエイトレスのアルバイトをしていた。しかし、ウェイトレスの安い時給では短期で目標の金額に達するわけがなかった。

レーナは十五歳の頃からマリファナ、エクスタシーやスピード、LSDなどのさまざまな種類の麻薬をやっていた。レーナの通っていた公立のレベルの低い高校では、クラスメートのほとんどが常用していたので、ドラッグをやらないのは恥ずかしいことだった。その内の一人がドラックを割合安く入手するルートを持っていたので、レーナも安くドラッグを仕入れることができた。その安く仕入れたドラッグは、他校の生徒などに売りさばいて小遣いを稼いだ。これは小遣い稼ぎにはいい商売だったが、稼ぎの大半は自分が使うドラッグで消えていった。

売春が一番お金になった。レーナは目が大きく、愛嬌のある可愛い顔立ちをしていたので、そして女子高校生と寝たがる男は、そこら辺に掃いて捨てるくらいいたので客探しには困らなかった。

レーナは大抵、ナイトクラブで客を見つけた。電話やインターネットの出会い系サイトと違って、その場で直接相手に会えるのが良かった。そうして約十五か月近く週に一度ナイトクラブに行き、出会ったばかりの男性とセックスして金を稼いだ。妊娠や性病の危険については全く考えていなかったが、レーナにそのような不幸な事態は降りかかってこなかった。頑張ったかいがあって、売春を始めてからはあっという間に、目標金額を上回るお金を稼ぐことができた。

そしてレーナは故郷を後にした。

レーナが初めてアーユルヴェーダハウスを訪れたのは、単なる偶然だった。オーストラリアに来てしばらくの間は、色々な場所を旅行して回った。一人旅は生まれて初めてだった。どこに行くのも、何をして一日を過ごすのかも、すべてを自分自身の判断で決められるのは素晴らしいことだった。家ではいつも母と義父の顔色を窺い、強制的に遠慮させられていたレーナは、今まで経験したことのない自由と解放感を感じていた。

宿泊先は主にバックパッカーだった。バックパッカーには、世界各国から比較的若い旅行者が滞在していた。シングルルームもあれば、四、五人から十二人ほどの共同部屋もあった。レーナはお金を節約するために、いつも大人数の共同部屋に泊まっていた。どこのバックパッカーでも大概、毎晩のようにパーティが行われていた。騒々しい音楽が鳴り響き、人々は酒を飲み、煙草やマリファナの煙が辺りを立ちこめていた。そして睡眠薬やスピード、エクスタシーなどのドラッグでラリっている連中が大勢いた。

レーナももちろん毎晩パーティに参加していた。手に入るドラッグは何でも使用した。気に入った男とは、誰とでもすぐに寝た。男たちの間では、レーナは誰とでもすぐに寝る女だという噂がたっていた。それは事実だった。レーナがエイズなどの致命的な感染症にかからなかったのは、幸運としか言いようがない。レーナは自分自身を意図的に痛めつけていた。どこで何をしていても、心は晴れなかった。生きるのが辛くてたまらなかった。いっそのこと幼児のとき、母親に殺されていればよかった、と睡眠薬を大量に服用し、遠ざかる意識の中いつも同じことを考えていた。

新地に来れば、新しくやり直せる、と思ったのは大間違いだった。どんよりとした重苦しい胸の痛みは変わらずレーナの中に存在していた。自分は一体何のために生まれてきたのだろう？　自分の存在や価値を、親から否定されてきた子供は、その答えを探すのに大変な苦労をする。本来なら親から無償に与えられるべき愛が与えられなかったため、その根本的欲求あるいは欠陥を満たすこと自体が、その人の人生の優先事項になってしまう。

しかし、とうとう、レーナはその答えを見つけたのである。それはあるインド人の男との出会いがきっかけだった。その男は、あるインドの宗教団体のメンバーだった。その男に連れられて、その団体の集会に初めて参加したとき、目眩がするような恍惚感を体験した。ドラッグなしでそのような恍惚感を感じるのは、生まれて初めてだった。その集会の場では、皆、サリーやパンジャビスーツなど、色彩豊かなインド衣装を身に付け、踊ったり歌ったりぐるぐる回ったりしていた。一人の白人女性がレーナの手を取って、参加を促した。輪に加わり、一緒に踊っている内に、そこにいる皆との一体感が感じられた。それが何だか嬉しくて、踊りながら思わず泣いてしまった。レーナが泣いているのを見ると、数人の女性が駆け寄り、優しく背中を擦ってくれた。今まで優しくされたことがあまりなかったから、そう優しくされると、益々大声を上げて泣いてしまった。

レーナはすぐに、その宗教団体の集会に毎週欠かさず参加するようになった。集会は日曜日に開かれていたので、日曜日はレーナの特別な日となった。手先が器用だったので、集会で着る衣装は自分で作っていた。ミシンで衣装を縫っているとき、心はインドの神様のもとにあった。集会と神様のことを考えていると、今まで体験したことのない静かな安らぎと幸福感に満たされた。レーナは生まれて初めて、感情的、精神的に安定していた。自分を取り巻くすべてに対し、感謝の念さえ抱くようになっていた。

レーナはバックパッカーに住むのはやめ、宗教団体のメンバーで知り合いになった女性の家で暮らすようになった。その女性は離婚しており、三人の子供と一緒に暮らしていた。最初は楽しかったが、段々騒々しい子供たちとの生活が煩わしくなっていった。また分量はかなり減ったものの、相変わらず酒やマリファナやドラッグは嗜んでいた。気ままな異性関係も相変わらずのままだった。レーナは新しく住む家を探し始めた。オーストラリアに来てからの半年あまりで、すっかりヒッピー的暮らしに馴染んでしまっていたので、住む場所は、静かな林や森の中がよかった。

ちょうどその頃、先生は林の中の、山小屋のような小さな家に住んでいた。その内に現在のアーユルヴェーダハウスとなる建物を見つけたので、その小さな家は人に貸し、そこから引っ越すことになった。レーナのある男友たちが、その家を借りることになった。

先生とは、その男友たちを通じて知り合った。男は先生のことを、本当に素晴らしく、スピリチュアルな人だと絶賛していた。スピリチュアルな人とはどういう人なのか、レーナには想像もつかなかった。テレビで見たことがある、スプーン曲げをする超能力者やUFOを念じて呼び出す人を思い浮かべていた。

先生と初めて会った日のことは、決して忘れられない。腰に届くほど長い白金色の髪をなびかせた、目鼻立ちが完璧に整った、端正な顔立ちの男性は年齢不詳で国籍不明だった。その存在は時空を超えていた。鋭く厳しいが、慈愛に満ちたその眼差しは、レーナの生い立ちも現在も苦悩も嘘も全てを見通しているかのようだった。幼い頃学校の図書館で見たことがある、遠い東洋の国の仏教に関する本に出ていた不動明王の仏像の写真を思い出した。不動明王は、煩悩を抱え最も救いがたい衆生を恐ろしげな姿で脅してでも教え諭すなど、極めて積極的な介入を行う仏の姿を現しているという。

先生はチベット人である。チベットで生まれ育ち、幼少期からチベットの寺院で僧侶の修行をしていたそうだ。その後、インドでアーユルヴェーダを習得し、オーストラリアに約四十年前に移住した。その後現在に至るまで、世界各地でアーユルヴェーダを推進、指導してきた。アーユルヴェーダの医師として、先生は多くの人々から尊敬されていた。先生との出会いは、アーユルヴェーダとの出会いだった。

レーナは即座に、先生の山小屋風の家に引っ越した。山小屋風の小さな家では、発電機で電気を起こさなければならなかった。電気の節約のために、夜はロウソクを使っていた。その家を借りる条件の一つとして、木々や植物の世話をしなければならなかった。もう一人の男の同居人も含め、レーナたちは交代で朝晩水をやっていた。トマトやきゅうりなどの野菜やハーブも育て始めた。先生は時々何か変わったことがないか点検にやってきた。そのうちレーナたちは、アーユルヴェーダカレッジに見学に来ることが許された。

レーナは最初からアーユルヴェーダに並々ならぬ興味を持っていた。幼い頃から虚弱体質で風邪やインフルエンザにかかりやすく、花粉症やハウスダストなどのアレルギーに苦しんでいたからだ。そのため医者にかかることが多く、さまざまな健康法を試していた。化学物質に対しアレルギー反応を起こすことが多かったので、自然療法を重点的に試していた。

ドイツの自然療法には「症状を起こすものは、その症状を除去するものとなる」という「同種の法則」を根本原理としたホメオパシーというものがある。その他の自然療法の中で格別効果のあったものはなかったが、ホメオパシーには目に見える効果があった。一年の内のほぼ四分の三は花粉症に苦しんでいたレーナだが、ホメオパシーのおかげで花粉症の症状が一時はぴったりと治まっていた。しかしホメオパシーは症状を改善するものであり、根本的原因を解決するものではない。根本的原因である食生活やライフスタイル、心理的・感情的なストレス・レベルは変わらなかったため、しばらくするとまた同じ症状が発症した。

それに対してアーユルヴェーダは、根本的原因の解決に焦点を当てるため、問題の永久的解決が可能となる。レーナは大好物の朝食メニューであるピーナッツバターのサンドイッチと、冷たい牛乳と新鮮なイチゴをジューサーでミックスしたイチゴミルクが、どれほど自分のプラクリティ（体質）とヴィクリティ（心身のエネルギー・バランスの乱れ）に悪影響を及ぼすものなのかを知った。心身に溜まった毒素が、身体の健康にどれほど有害かを知った。それらを意図的に、強制的に排出することが可能であることも知った。アーユルヴェーダを通じて知る全てに関して、目からうろこが落ちるような気がした。こうしてレーナはアーユルヴェーダの虜になり、いつの間にか、アーユルヴェーダカレッジの生徒になっていた。同時に少しずつ、現実逃避のためのドラッグや宗教活動、自暴自棄な性行為から遠ざかっていった。

先生とヨーガ・セラピー

先生は最初から、レーナたちがドラッグの常用者であることを見抜いていた。ちょくちょく様子を見に来ていたのは、そのためもある。しかし彼らが強盗や殺人を犯したり、他人を故意に傷つけたりするような邪悪性を持ち合わせている人間ではないことも知っていた。反社会的な振る舞いはしていても、根は素直で優しい連中なのだ。

先生には並々ならぬ洞察力がある。それは長年僧侶として、菜食主義で瞑想修行を積んできたからだけではない。先生は常人の想像を絶するような、苦労と痛みを乗り越えてきた人なのだ。先生が生まれてすぐに、先生の両親は中国軍によって殺された。この世にたった一人残された先生は、インド人の家庭に里子として引き取られた。その家庭は一つではなく、いくつもあるそうだ。行く先々の家庭で厄介者扱いされ、虐待されたそうだ。おまけにどの家庭でも夫婦仲が悪く、喧嘩が絶えなかったそうだ。その他には、親の土地の相続権を主張しにチベットに入った際、中国軍に捕まり拷問を受けたそうだ。しかし、これが初めての拷問ではなかった。先生が寺院で修行していた際、中国軍は百八人のチベット人の僧侶を捕まえ拷問にかけていたそうだ。中国軍が占領してからチベットで何が行われていたのか、私たちは何も知らない。

先生の苦痛に満ち溢れた人生は、決して他人が理解できるものではないだろう。先生の他者の痛みに対する深い同情と共感は、先生自身が実際に生涯に渡って痛みを体験してきたことに基づくものだ。先生はまず自分自身の痛みを乗り越えることで、他者に力を与えているのだ。逆に言えば痛みを感じない者に、他人の痛みは癒せない。痛みをありのままに感じるには勇気と強さ、そして純粋さが必要だ。先生は誰よりも強くて温かくて、美しい。

レーナたちの仲間の一人に、ヘロイン中毒の治療薬として使われるメタドンという鎮痛薬の中毒になっている男がいた。その男は皆からリッキーと呼ばれ、元々はヘロイン中毒だったのだが、今はヘロインに代わってメタドンに依存している。薬がきれてくると、不安と緊張で身体がぶるぶる震え、呼吸も正しくできなくなる。神経が毛羽立って、居ても立ってもいられなくなる。薬欲しさに薬局に押し入り、留置所に入ったこともある。リッキーは筋金入りのジャンキーである。しかし本心では、薬中毒を克服し更生したいと思っていた。リッキーは三十四歳で、三歳になる息子がいた。息子は別れた妻が育てていたが、リッキーはジャンキーなので会わせてもらえなかった。

レーナはリッキーをアーユルヴェーダハウスに連れて行った。先生はリッキーに一週間毎日四、五回クンジュラを行わせた。

クンジュラによる浄化療法

クンジュラとはヨーガ浄化療法の一つである。しゃがんで、人肌程度にぬるい塩水を飲めるだけ飲んで、もう飲めなくなった時点で、指をのどに突っ込み、一気に吐き戻す方法である。塩水は戻せるだけ戻す。戻した後は数分間、ゆっくりと太腿を大きく上げて、歩き回る。そして、もう戻したい欲求がなくなったことを確認してから、ヨーガ・アーサナを行う。ここでの焦点は、ねじることである。やさしく身体をねじることによって、胃腸を落ち着かせる。勿論、クンジュラは、朝一番に行わなくてはならない。また、排便は、事前にすませておかねばならない。排便は、下方のエネルギーの流れ（アパーナ・ヴァータ）を必要とするが、吐くことにより、エネルギーの流れが一時的に上向きになるため、排便できなくなることがある。

クンジュラの効果は口から胃の上部のカパ・ゾーンと胃の下部や膵臓、肝臓などのピッタ・ゾーン[16]を浄化することである。そのため、カパ系の症状（例えば、目やに、風邪、頭痛、副鼻腔炎、パーキンソン病、慢性鼻炎、過剰な執着心、強欲、情欲など）やピッタ系の症状（例えば、結膜炎、耳鳴り、抜け毛、怒り、皮膚炎、胃炎など）を緩和することができる。また、クンジュラを行じた直後には、アグニは一時的に弱まるが、結果的に高まる。タバコや薬物への依存症、お菓子の間食をやめるのにも効果がある。その他、便秘、吹き出物、やけど、歯と口の病気、肺の病気、心臓機能、胆汁症、消化不良、咳、喘息、くる病、へんとう炎、夜盲症などを緩和する。

ひとつ注意しなければならないのは、夏はあまり頻繁に行わないほうがよいということだ。ピッタをアンバランスにするからである。特に、真夏は、三、

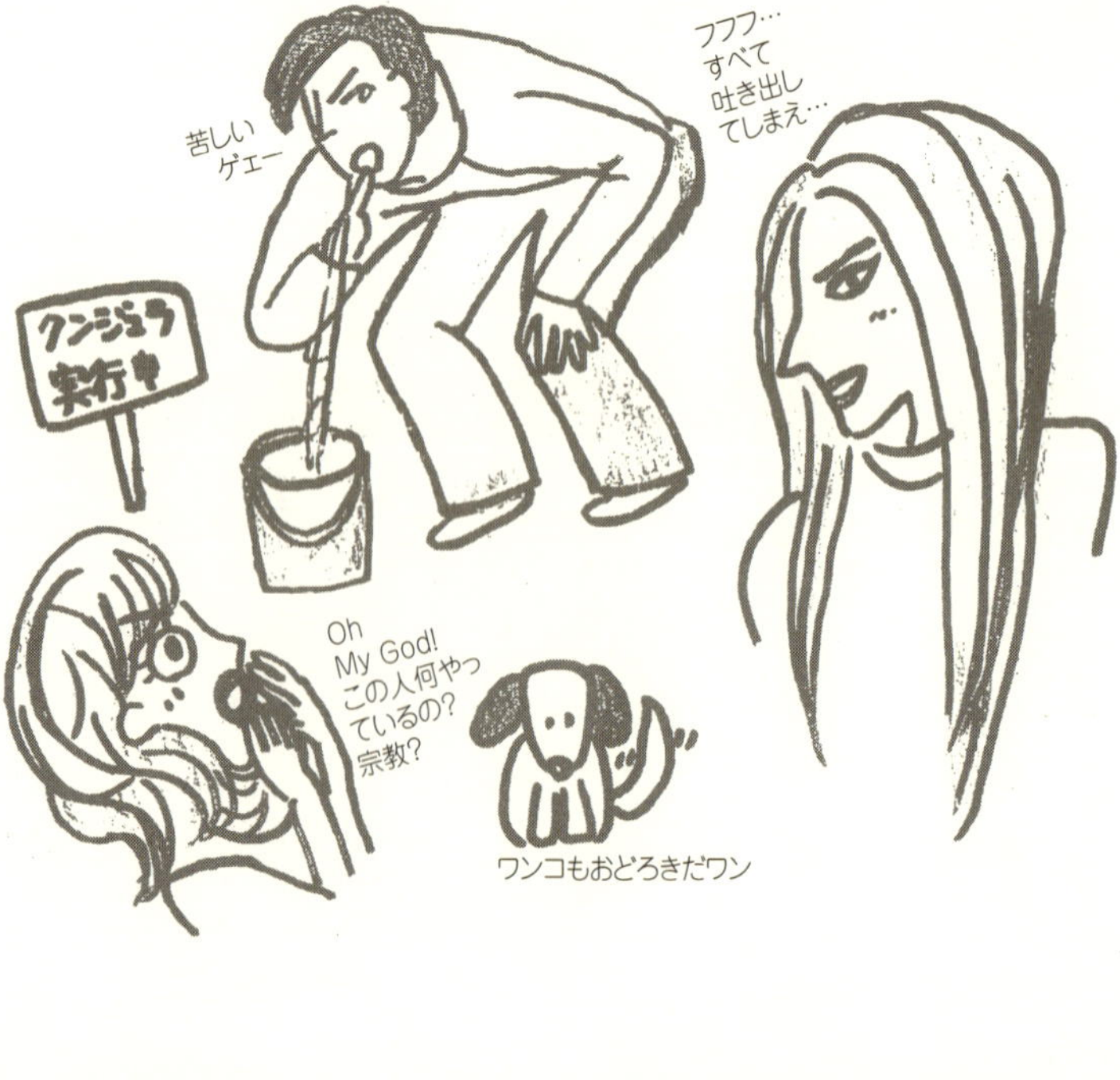
苦しい
ゲェー
フフフ…
すべて
吐き出し
てしまえ…
クンジュラ
実行中
Oh
My God!
この人何やっ
ているの?
宗教?
ワンコもおどろきだワン

四週間に一度で十分だろう。真夏以外は、週一、二回行じてもよい。また、クンジュラは下方に流れるヴァータ・エネルギー（アパーナ・ヴァータ）を一時的に乱すので、排便後に行うべきである。最良の時間帯は、夜明け前である。また、心臓病や高血圧を患っている人は、専門家の指導を受けるべきである。

人肌程度に温かい塩水をごくごく、ごくごくとお腹一杯に飲めなくなるまで飲ませ、指先で咽喉を刺激し一気に吐き戻させる。リッキーは最初、黄色や緑色した液体を吐き出していた。しかし次第に吐き出す液体の色は透明に変わっていった。レーナたちもリッキーと一緒にクンジュラを行っていた。

リッキーの容態は目に見えて改善していった。早くも三日目には、一切メタドンを求めなくなった。依存症状は主に神経的なものだったせいか、ヨーガで精神の安定を図ることができたためそれらが発現することはなかった。むしろ非常に爽やかですっきりした気分を味わっていた。レーナたちも同様だった。長い間、このような爽快感や解放感を味わったことはなかった。ドラッグで人工的に気分やテンションを上げたり下げたりしていると、自律神経系ががたがたになり、常に疲労感がある。そして身体の中に毒素が溜まっているような不快感がある。それがたった数回、ヨーガの浄化法を行っただけでこれほどまでに変わるものか。皆一様に、ヨーガやアーユルヴェーダに対し畏敬の念を感じ始めていた。

四、五名の若い男女のグループが、指を口に突っ込み、バケツに向かってげえげえ吐き戻している。その光景はかなり異様なものに見えるらしく、カレッジの前の道を通りかかる人々がぎょっとした顔で立ち止まる。先生は笑顔でフレンドリーに挨拶していたが、通りがかりの人たちは目を反らして立ち去る。きっと何か怪しいことをしているのだと思ったのだろう。ねじりのポーズの体操を行っている時に、リッキーはおならをしてしまった。レーナは思わず大笑いしてしまった。リッキーも照れながら笑っていた。皆、お腹から声を出して笑い始めた。こんなに気持ちよく、子供のように無邪気に笑ったのは本当に久しぶりだ。おかしくて幸せで涙まで出そうになる。レーナたちの頭上には、雲ひとつない透き通った青空が広がっていた。その青空に吸い込まれそうな気がした。

6 消化は健康の鍵

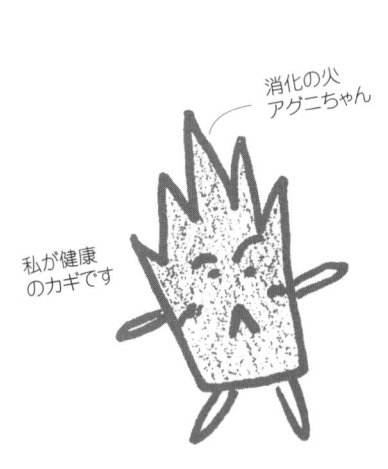

アグニ

アーユルヴェーダでは、消化力は健康の鍵と言われている。ここでの消化力とは、摂取した食物を栄養素に転換する力のことである。消化と身体の代謝機能、器官、組織細胞の形成との密接な関連性が詳細に説明されている。

大まかに述べると、体内で摂取された食物は栄養素に変換され、その栄養素はダートゥと呼ばれる七つの細胞組織に送られる。ダートゥにはそれぞれ特有の役割があるが、それらは正常に機能していなくてはならない。それが身体の健康には不可欠である。同時に、消化プロセスにおいて、自然に生じる副産物や老廃物を適時に排泄することも重要である。消化力の総体的な強さや弱さは、アグニの強さに左右される。「アグニ」という用語は何度も繰り返し登場しているが、それはアーユルヴェーダにおいてアグニは主要概念であり、アグニを最適な状態に保つことが健康維持に不可欠であるからである。

アグニ[17]は、サンスクリット語で「火」を意味する。ここでは変換プロセス全体を担う、身体の消化の熱またはエネルギーを示している。アグニの基本的性質は、継続的な変換と摂取である。

アグニは十三種類ある。（ブータ・アグニが五つ、ダートゥ・アグニが七つ）。

全アグニの基盤となる最も重要なジャータラ・アグニが一つ（胃と小腸に位置する）、ジャータラ・アグニに内在し、各五大元素を消化するジャータラ・アグニをサポートするブータ・アグニが五つ、そして構成及び機能面において、七つのダートゥにそれぞれ対応するダートゥ・アグニが七つある。主要なジャータラ・アグニが弱い場合、それは残りの全アグニに反映する。

ジャータラ・アグニとパチャカ・ピッタ（消化を掌るピッタ）が最適な状態であるとき、その人の心にサットヴァ（純粋性）が優位になると言われている。その人には十分な食欲があり、消化が完全に行われ、食物の栄養素は全て消化吸収される。適度な分量の食事によって栄養と満足感が得られ、食後、活力や軽さが感じられる。これは消化が良いことを示す。未消化物が体内に残っていない。食事のみからエネルギーの大半を得ることができる。食事によって全ダートゥに栄養が行き渡り、オージャス（生命力）のレベルが最適に保たれる。

消化不良、便秘、膨張感がなく、大便は柔らかく、悪臭がない。小便は淡い黄色で、悪臭がない。目は澄み輝き、明るい。舌は清潔で、膜や苔で覆われていない。身体には十分な活力があり、柔軟である。睡眠をとることによって心身はリフレッシュする。精神状態は安定しており、瞑想・人生・幸福を楽しむことができる。

その結果、私たちは環境と調和のとれた人生を送ることができ、サムスカーラ（過去世に行った業）を受け入れることができるようになる。和解、許し、奉仕、献身、慈愛を日常生活で実践することができる。精神にサットヴァを増やすことによって、私たちは人生の可能性を最大限に生きられようになる。そして現世において、自己実現（究極の悟り）に到達できるようになる。

先生曰く、修行とサットヴァに満ちた食生活とライフスタイルを送ることによって、すべての人がこれらを実現できるようになるそうだ。

一方、ジャータラ・アグニ[18]（最重要アグニ）の乱れは、消化不良と体内の未消化物をもたらす。消化不良とは、摂取した食物を変換・消化・吸収できないことである。また消化プロセスによって生成した代謝廃棄物を排泄できないことも意味する。ジャータラ・アグニを乱すいくつかの要因は、次の通りである。

❖ジャータラ・アグニを乱す要因

ヴァータのアンバランスによる要因

- 不規則な食生活
- 早食い
- 絶えず身体的、感情的、精神的ストレスにさらされる
- 食事を抜かす、長期にわたる絶食
- 排尿や咳などの自然の衝動を抑圧する
- 列車、飛行機などによる頻繁な旅行

ピッタのアンバランスによる要因

・刺激的な辛い食物を日常的に食べる
・アルコールの過剰摂取
・怒りながら食べる
・激性・焦燥感
・早食い

カパのアンバランスによる要因

・重く甘い、油っこい食物を過剰に食べる
・寝る直前に、重い食事をとる
・食事前または食事中に冷たい飲物を飲む
・食べすぎ
・運動不足
・前回の食事が消化される前に、次の食事をとる

その他の要因

・体質に合わない、食べ合わせの悪い食物をとる
・土地、季節、気候に合わない食物をとる
・リラックスした気分で食事をとらない
・騒々しく、暴力的、不安を掻き立てるような環境で食事をとる
・身体的、感情的なトラウマ
・病気による衰弱
・冷凍食品の食べすぎ
・過度の小食または大食
・不健全な住宅・職場環境
・ラジャス（激性）やタマス（鈍性）が支配的な精神状態

オージャス

ここでオージャスについて簡単に説明する。オージャスは、私たちの生命の基盤である。オージャスには次のような働きがある。[19] オージャスを高めることは、身体の生理機能を高める上で非常に重要である。

・代謝機能を良くする
・幸福感や満足感をもたらす
・精神的、肉体的に持久力を強化する
・生理機能を安定させる
・力強く艶のある声をを生む
・病気への抵抗力、免疫力を強化する
・長寿をもたらす

単一のドーシャ体質では、カパのオージャスが最大である。ピッタは中程度である。ヴァータは、オージャスが若干少なめである。混合型の体質では、三つのドーシャの混合型のオージャスが最大である。二つの混合型は中程度で、単一型が最小である。

オージャスは梅雨、幼児期、老年期にも少なくなる。中年期に最大になる。背の高すぎる人または低すぎる人、太りすぎの人または痩せすぎ、体毛の濃すぎる人または薄すぎ、不健康な食生活・ライフスタイルを送る人のオージャス・レベルは低い。

オージャスを高める、あるいは維持するために最も必要なものは、サットヴァ（静寂さと純粋性）に満ちたライフスタイルと食生活を送ることである。

オージャスを高める食物とは、ギー、適量のホットミルク、完熟フルーツ、緑豆、デーツ、ココナッツ、米、ゴマ、加熱していない蜂蜜（体温以上の熱が通った蜂蜜は毒になる）、サットヴァを増やす食事である。サットヴァを増やす食事とは、軽く刺激が少なく、満足感をもたらし、容易に消化できる菜食料理、また六つの味（甘味、塩味、酸味、苦味、渋味、辛味）のバランスがとれており、天然素材や浄水を使って調理されているもの、安眠をもたらしてくれる食事のことである。

オージャスを減らす要因には怪我、恐怖心、不眠症、不安、悲嘆、過剰な精神活動（考えすぎ）、過剰な肉体活動、空腹感、絶食、乾燥食品と過度の飲酒、感染症や消耗性疾患、感覚器官の誤った使用、依存症、毒薬や麻薬、過剰な血液分泌物、老廃物、精液の分泌などが含まれる。

また、オージャスを減らす食事とは、魚貝類、赤肉、鶏肉、卵、チーズ、重く油っこい食物、加工食品、過剰に酸っぱいもの、塩辛いもの、刺激の強い辛いもの、玉ねぎ、ニンニク、きのこ類、ピーナッツの過剰摂取、食べすぎ、お酒と薬（麻薬や治療薬）などである。オージャスがダートゥ（細胞組織）内に十分に存在すれば、ドーシャのバランスが崩れても、ダートゥが異常になることはない。オージャスは、乱れたドーシャとダートゥの結合を妨げるからである。またダートゥの異常を引き起こす可能性のある要因（病因）に抵抗し、身体が病気に対抗できるように免疫力を強化する。

また、精神面においてオージャスを高めるには、（タバコやお酒、対人関係などにおける）依存症や抑鬱、自己否定、劣等感などの否定的な傾向や言動、思考のパターンを認知し、それらを前向きに受け入れることが重要である。奉仕活動や許しの心を持つこともオージャスを高める。瞑想や瞑想のための音楽を聴くことも、同様の効果を発揮する。先生曰く、母が子を愛するような無条件の愛が、最も強力なオージャスの源であるそうだ。サットヴァの精神は、そういった無条件の愛を増幅させる。

代謝機能の正常さ

話を消火に戻すと、アーユルヴェーダでは、**ディーパナ**[20]（消化力の維持）、**パーチャナ**（順調な消化吸収）、**アヌーロマナ**（適時に応じた老廃物の排泄）が健康に不可欠な三大要素と言われている。これら三大要素が正常に機能していると、身体は良好な健康状態にあると言える。食欲不振、消化不良、便秘などはすべて、深刻な病気につながる重要な兆候である。

ディーパナとは、ジャータラ・アグニ（最重要アグニ）が強いときの旺盛な食欲のことである。旺盛な食欲により、栄養吸収に最も適した食物を選別することができる。ただ単に、食事の時間がきたからというわけでなく、身体からの食物要求のシグナルを待つことによって、アグニは適切に機能する。ジンジャーティー、スープ、消化のよい軽い食物はディーパナを強化する。

パーチャナとは、全ダートゥに適した栄養素を消化吸収する機能のことである。消化不良はガス、膨張感、吐き気、舌苔、口内の酸味や金属味などをもたらす。これらの症状は、体内に未消化物があることを示し、身体が助けを求めているシグナルを示す。アグニを回復し、アーマ（未消化物）を排泄することが重要である。そのために、季節と体質に合った消化のよい食事をとると同時に、アーユルヴェーダのハーブ（薬）も服用しなければならないかもしれない。

アヌーロマナとは、適時に応じた老廃物の排泄を示す。便秘、粘っこい便、硬い便、下痢、不規則な便通などはすべてアヌーロマナの機能不全、つまり、不適切な排泄とアーマの存在を示している。アーマは腸に蓄積し、発酵する。そして身体を酸性に変え、生理機能を不全にする。アーマを排泄することなくそのままいつも通りの食事をとり続けると、既に働きが衰えていた生理機能はより衰え、病気発症の環境が生まれる。

[21]老廃物の排泄を促すには、次のような方法がある。

・一日に数回白湯を飲む
・数日間スープなどの軽い食事をとる
・脂っこいもの、揚げもの、乾燥食品、冷凍食品、インスタント食品、加工食品、粘っこい食品、アーマを生成する食品、刺激の強いものなどは控える
・毎日セルフ・アビヤンガ（オイル・マッサージ）を行う
・十分な睡眠と休息をとる

・ヨーガの呼吸法や体操、瞑想、静寂に満ちた（サットヴァを増やす）ライフスタイルを実践する
・アーユルヴェーダのハーブ（薬）を摂取し、アグニとアパーナ・ヴァータ（下方に流れるエネルギー）を活性化させ、アーマを排泄する

ディーパナ、パーチャナ、アヌーロマナが正常であるとき、身体は強く、活力に溢れる。精神は穏やかで、ぐっすりと眠れ、幸福感に満ち溢れる。そして瞑想と真実の愛を実現させるサットヴァが得られる。

このようにアーユルヴェーダでは、病気は不健全なディーパナ、パーチャナ、アヌーロマナ、言い換えると、不健全な代謝機能に起因すると考えられている。

マラ

体外に排出しなければならない不純物や老廃物は、マラと呼ばれる。マラは、すべてのアグニが適切に働いた結果として生じる。マラが汚染すると、それは病気発症の要因となることがある。またドーシャのアンバランスは、マラにも影響を及ぼす。例えば、血便や血尿がそれに当たる。

[22]主要な三つのマラとは、プリシャ（大便）、ムートラ（小便）、スヴェーダ（汗）である。ダートゥ・マラ（細胞組織の老廃物）には粘液、耳垢、へそのごまなどがある。

プリシャ（大便）とは、水分が吸収された後の結腸内に溜まった老廃物を示す。重い感じ、腹部の膨張・痛み・便秘、口臭、頭痛、強い体臭、思考の鈍さは、プリシャの過剰を示す兆候である。プリシャの過剰は軽い断食、下剤の使用、軽い食事などによって改善することができる。また腹部膨満、疝痛、乾燥性の便秘、腰痛、胸痛、動悸、神経過敏、エネルギー・レベルの低下は、プリシャの不足を示す兆候である。

ムートラ（小便）は、身体の水分と温度を調整する。循環するラサ・ダートゥ（血漿、リンパ液等）を通じて、その他のダートゥから代謝老廃物を排泄する。血液の浄化を促進する。膀胱に激痛がある、頻尿、咽喉の渇き、水分保持、満足感のない排尿などは、ムートラの過剰を示す兆候である。ムートラの過剰は、コーヒーやお茶などの飲料摂取を控え、熱にさらされないようにすることによって改善することができる。また不十分な排尿、濃い尿、血尿、脱水症、熱などは、ムートラの不足を示す兆候である。ムートラの不足は、淡水、フルーツジュース、お茶・コーヒーなどの飲料を摂取することによって補うことができる。

スヴェーダ（汗）は体温を調整し、血液と脂肪組織を浄化する。血漿や脂肪と老廃物を分離する作用がある。悪臭のする大量の汗、脱水症、疲労、痙攣、皮膚病などは、スヴェーダの過剰を示す兆候である。スヴェーダの過剰は、乾燥食品の摂取、身体を冷やす、水分を控えるなどで改善することができる。また発汗できない、乾燥肌、しわ、抜け毛、枝毛、手足の冷えなどは、スヴェーダの不足を示す兆候である。スヴェーダの不足は、身体を温める（例、サウナ）、一つまみの塩を入れた酸味のあるフルーツジュースを摂取する、運動などによって補うことができる。

目、耳、鼻の老廃物も含め、マラを検査することによって、自分自身の健康状態について有益な情報を得ることができる。例えば、アーマの蓄積、ドーシャのバランス、ダートゥの状態、アグニの強さ、シュロータス（エネルギーの経路）の状態などを診断することができる。アーユルヴェーダの診療では、マラの状態は患者の健康状態を判断するための重要材料の一つである。

不十分なマラは病気をもたらし、症状を悪化させる。その結果、排泄器官の機能も低下する。過剰なマラも同様に病気をもたらし、症状を悪化させる。マラが適切に排泄されない場合、それらは蓄積し、病気の原因となる細菌を繁殖させ、「風」元素のバランスを乱す（つまり、ヴァータが乱れる）。そのため頭痛などが起こり、周辺の細胞組織がダメージを受ける。

アーマ

アーマという用語はこれまで繰り返し登場している。これはアーユルヴェーダ独自の主要概念の一つである。ここで改めてアーマを定義すると、アーマとは、否定的な感情、消化不良、代謝不全の産物を意味する。違う表現をすると、不完全で未発達なもの、健康をサポートしないものと言える。アーマは発熱、インフルエンザ、慢性疾患、アレルギー、花粉症、喘息、癌などの免疫力の低下が原因で発症する、大半の病気の原因だと考えられている。[23]

アグニが弱まると、アーマが生じる。アーマが生じると、それはアグニだけでなく、組織細胞の成長も低下させる。アーマは栄養素や薬の吸収も妨げる。また食欲不振、消化不良、疲労や眠気、体内の不純物や老廃物の蓄積、エネルギーの経路（シュロータス）の詰まり、体力消耗などの症状をもたらす。そのためアーユルヴェーダの治療においては、第一にアーマを除去または排泄することが目標とされる。

ちなみにアーユルヴェーダの治療における三大原則とは、アーハーラ（健康を維持するための食生活）、ヴィハーラ（健康に良い静寂と純粋性に満ちたライフスタイル）、オーシャディ（食事とライフスタイルの改善だけでは対処できないエネルギーの不調和を、薬[24]

や浄化療法などの治療を通じて改善すること）と言われている。食生活とライフスタイルの改善、薬は蓄積したアーマを心身から除去するだけでなく、その再発を予防するものでもある。

オージャスとアーマは反比例している。オージャス・レベルが低下し免疫力が落ちたときに、アーマは増加している。逆に、オージャス・レベルが高ければ、体内にアーマは少ない。

ちなみにアーユルヴェーダでは、オージャスを回復、強化するために、ラサーヤナという強壮療法を用いる。ヴァージーカラーナという精力増進療法も、直接的に性的能力を上げることによって、同時にオージャス・レベルも高める（これらの療法を行う前に、アーマを強制的に排泄しなければならない）。

[25]蓄積したアーマは、炎症を引き起こすことがある。アーマは、身体内に活性酸素をもたらす重要因子の一つであると言われている。活性酸素とは、酸化の結果として発生する化学的に不安定な分子・原子のことであるが、これらの不安定な活性酸素は細胞壁や組織の分子構造を破壊し、栄養吸収や老廃物の排泄を妨げる。そして過剰量の活性酸素が存在すると、細胞組織は大量に破壊、変形され、早期老化などの症状が発症する。つまりアーマの毒作用の要因となるのは、「その活性酸素生成力」であると言える。

しかしオージャス・レベルが十分であれば、体内に多少のアーマが存在していても、代謝機能によってそれらは自然に体外に排出される。自然な代謝機能では手に負えないくらいのアーマが心身に蓄積していた場合は、アーマは強制的に体内から除去されなければならない。

7 季節が変われば

リトゥチャーリア（季節による日常生活の過ごし方）

真夏の強力な日差しの威力が少しずつ衰えるにつれ、むせ返るような熱気は少しずつ冷めていく。早朝と夕暮れの空気がひんやりしてきた。夏は駆け足で通り過ぎようとしていた。曲がり角の向こう側には秋が待っている。

アーユルヴェーダには、同じ性質のもの同士はその性質を増幅させる作用がある、という「類似の法則」がある。季節環境がどのようにドーシャに対し影響を及ぼすかを考える上で、この法則は鍵になる。

例えば、強烈な夏の熱気と湿気は、同様の性質をもつピッタ・ドーシャを増幅させる。その強烈な夏の熱気の中で、ピッタがさらに心身面で増幅していったとしたら、ピッタは

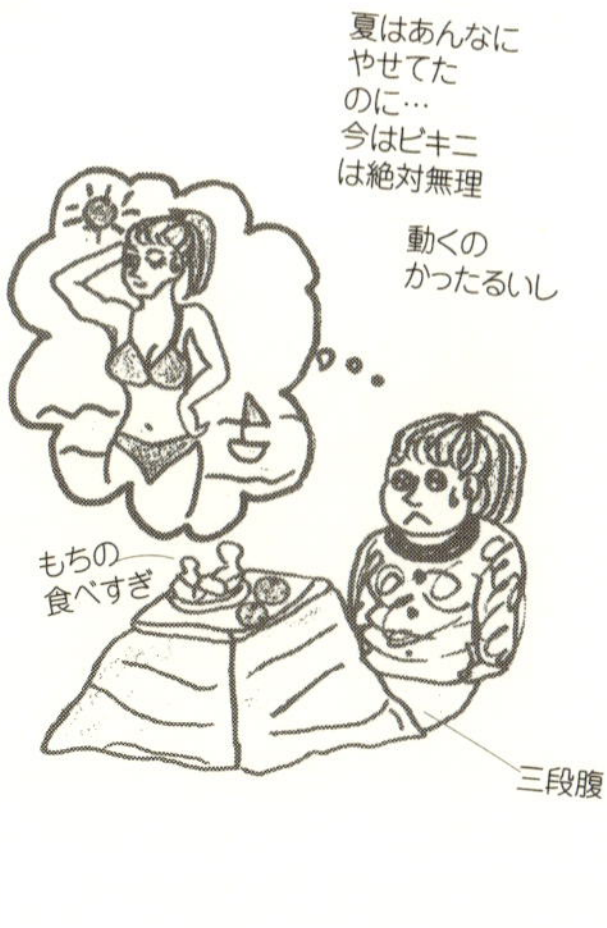
夏はあんなにやせてたのに…今はビキニは絶対無理
動くのかったるいし
もちの食べすぎ
三段腹

過剰になり、その症状は身体の生理機能に反映し始める。

アーユルヴェーダには、サンスクリット語でリトゥチャーリアという「季節による日常生活の過ごし方」という概念がある。これは、常に移り変わる季節・環境の中で、私たちが最適な健康状態を維持するために、六つの味と季節に応じて、どのように食生活とライフスタイルを変えればよいかを教えてくれる。

六つの味（甘味、酸味、塩味、辛味、苦味、渋味）

リトゥチャーリアについて説明する前に、まず六つの味（ラサ）について説明する。ラサは、各ドーシャに直接的影響を与えるので、非常に重要である。ラサは、各々二つの元素から成り、六つ存在すると考えられている。

・甘味は、「水」＋「地」から成る。（例、砂糖や米など）
・酸味は、「火」＋「地」から成る。（例、ワイン、ヨーグルトなど）
・塩味は、「火」＋「水」から成る。（例、塩、醤油など）
・辛味は、「風」＋「火」から成る。（例、唐辛子や生姜など）

・苦味は、「空」＋「風」から成る。（例、ニームや苦瓜など）
・渋味は、「風」＋「地」から成る。（例、渋茶や半熟バナナなど）

「空」＋「風」から成るヴァータのバランスを回復するには、（甘味、酸味、塩味）を利用する。

「水」＋「火」から成るピッタのバランスを回復するには、（甘味、苦味、渋味）を利用する。

「水」＋「地」から成るカパのバランスを回復するには、（辛味、苦味、渋味）を利用する。

また六つの味にはそれぞれ特有の性質がある。

アーユルヴェーダの古典書、「チャラカ・サンヒター」XV1.43によると、甘味は、「湿性、冷性、重性である。甘味は身体の全細胞組織の成長を促進し、オージャスを高める。長寿をもたらし、五感と心を心地よくし、体力を増強させ、肌の艶を良くする。ピッタ、ヴァータ、毒作用を緩和させる。また咽喉の渇きや灼熱感を和らげ、皮膚と髪の健康を促進する。声や活力を向上させる。

しかし、甘味だけをとりすぎると、あるいは過剰な分量をとると、肥満、弛緩症、怠慢さ、寝すぎ、だる気、食欲不振、消化不全、口や咽喉の筋肉の異常成長、呼吸困難、咳、排尿障害、腸内麻痺、風邪による発熱、腹部膨張、過剰な唾液分泌、感覚の喪失、失声、甲状腺腫、リンパ線の腫れなど、カパのアンバランスに起因する病気が発症する。」

酸味は、

「軽性、熱性、湿性である。食物の味を良くし、アグニを高め、体重を増やし、活性化し、意識を覚醒させ、感覚器官を安定させ、体力を増強し、腸内ガスや屁を体外へ排出し、精神的満足感を与え、唾液分泌を促し、滋養を与える。

しかし、酸味のみをとりすぎると、あるいは過剰な分量をとると、歯が過敏になり、咽喉の渇き、過度のまばたき、鳥肌をもたらす。またカパを溶かし、ピッタを増幅させ、血液中の毒素を増大させる。筋肉を消耗させ、身体を弛緩させる。体力が低下しているとき、怪我しているとき、病気から回復しているとき、身体に浮腫を発症させる。その熱性のため、痛み、外傷、骨折、その他の怪我の進行や化膿を促す。咽喉、胸部、心臓に灼熱感をもたらす。」

塩味[28]は、

「重性、油性、辛味である。消化を促し、湿気を与え、アグニを燃やす。切り刺すような鋭さがあり、流動性である。鎮静剤、下剤、閉塞物排除剤として機能する。ヴァータを鎮静させ、硬直や収縮を抑え、蓄積物を軟化する。その他すべての味を消す。唾液分泌を促し、カパを溶かし、血管を浄化し、身体の全細胞を柔らかくし、食物の味を引き立てる。

しかし、塩味のみをとりすぎると、あるいは過剰な分量をとると、ピッタが過剰になり、血液の停滞、咽喉の渇き、失神、灼熱感、衰弱、筋肉萎縮が起こる。感染した皮膚の状態や毒作用の症状を悪化させ、腫瘍を発症させ、抜け毛、精力減退、感覚器官の機能障害、皮膚のしわ、白髪、抜け毛をもたらす。塩味は出血性疾患、胃酸過多、皮膚の炎症、痛風、その他ピッタのアンバランスによる症状を発症させる。」

辛味[29]は、

「激性、乾性である。辛味は口内を浄化し、アグニを燃やし、食物を浄化し、鼻水、涙などの分泌物を促し、感覚器官に明瞭さを与える。腸内麻痺、肥満、腸膨張、過剰な体液などの症状の治療に役立つ。脂っぽく、ねばねばした汗の老廃物の排泄に役立つ。食物の味を引き立て、痒みを和らげ、皮膚の新陳代謝を促し、寄生虫を殺す。殺菌力がある。筋肉組織を衰弱させ、血液凝固や詰まりを除去し、血管を開き、カパを鎮静させる。

しかし、辛味のみをとりすぎると、あるいは過剰な分量をとると、精力減退をもたらす。妄想、疲労、衰弱をもたらし、頭をぼーっとさせる。失神や目まいももたらす。咽喉の渇き、灼熱感を身体にもたらし、体力を衰弱させる。辛味は『風』と『火』の元素から成るため、さまざまな種類の灼熱感、震え、鋭い刺すような痛みを全身にもたらす。」

苦味[30]は、

「乾性、冷性、軽性である。苦味自体は美味しくないが、その他の味を引き立てる効果がある。デトックス効果、殺菌効果があり、寄生虫を殺す。失神、灼熱感、痒み、皮膚の炎症、咽喉の渇きを緩和する。皮膚と筋肉に張りを与える。解熱作用があり、アグニを燃やす。毒素の消化を促し、泌乳を浄化し、脂肪を減らす。脂肪、骨髄、リンパ液、汗、尿、排泄物など、ピッタとカパが優勢なエリア内のアーマを排泄する。

しかし、苦味のみをとりすぎると、あるいは過剰な分量をとると、その乾性、粗性、透明性のため、全身の細胞組織を衰弱させてしまう。苦味は体力を減退させ、疲労感、倦怠感、妄想、目まい、口内の乾燥、その他のヴァータのアンバランスによる症状を発症させる。」

渋味[31]は、

「乾性、冷性、軽性である。渋味は鎮静作用を持ち、下痢をとめ、関節を治癒を促進し、痛みや怪我の回復や治癒を促す。乾燥、安定、収縮させる作用がある。カパとピッタを鎮静させ、出血を止める。体内の液体吸収を促す。

しかし、渋味のみをとりすぎると、あるいは過剰な分量をとると、口内乾燥、心臓の痛み、便秘をもたらす。声を弱くし、循環経路を詰まらせ、皮膚を黒ずませる。精力を減退させ、若年老化をもたらす。渋味はガス、小便、大便の滞留を引き起こし、疲労感、倦怠感、咽喉の渇き、硬直をもたらす。その粗性、乾性、透明性により、麻痺、痙攣、ひきつけ、その他のヴァータのアンバランスによる症状を発症させる。」

このように味には、ドーシャや身体の症状を増減させる作用がある。アーユルヴェーダにおいて正しい食生活の重要性が強調される理由はまさしくここにある。季節や体質に応じて、異なる性質を持つ味を正しく組み合わせることによって、食事そのものが健康を回復するための薬となる。

消化力を最大限にするための最適な食事の取り方とは、次の通りである。

最初に甘味をとってヴァータとピッタを鎮静する。その次に、消化を促進させるために酸味や塩味をとる。最後に辛味、苦味、渋味をとってカパを鎮静させる。

味はさらに、私たちの感情とも密接に関わっている。悲しみという苦味の感情、恐怖という渋味の感情はヴァータを増幅させる。嫉妬という酸味の感情、怒りという辛味の感情はピッタを増幅させる。欲望という甘味の感情、強欲という塩味の感情はカパを増幅させる。

六つの季節（冬の前半、冬の後半、春、夏、梅雨、秋）

さて、季節と六つの味の関連性とそれらのドーシャに対する影響についての話に戻ると、アーユルヴェーダでは、[32]一年は六つの季節に分割される。もちろん北半球と南半球では季節は反対であるし、季節による天候や温度の差がほとんどない地域もある。これは、その地域差を考慮した上で、大まかに季節を六つに分けたものである。冬の前半と後半、春、夏、梅雨、秋といったように分けられているが、例えば、日本では、冬、春、梅雨、夏、梅雨、秋、冬と分けることができる。

- 冬の前半は、「水」と「地」から成る甘味、カパが優勢になる。
- 冬の後半は、「風」と「空」から成る苦味、ヴァータが優勢になる。
- 春は、「風」と「地」から成る渋味、ヴァータとカパが優勢になる。
- 夏は、「風」と「火」から成る辛味、ヴァータとピッタが優勢になる。

・梅雨は、「火」と「地」から成る酸味、ピッタとカパが優勢になる。
・秋は、「水」と「火」から成る塩味、ピッタが優勢になる。

最適な健康状態を維持するためには、六つの味すべてを組み合わせた食事をとらねばならない。年間を通じて、その季節に優勢でない味をより多くとるようにし、優勢な味は慎重にとらねばならない。例えば、辛味は夏に優勢である。辛味はカパを鎮静させるが、夏の暑い日に、カパ体質の人が辛味をとるのには注意が必要である。

冬[33]には消化力が高まる。食欲が適切に満たされていなければ、アグニは栄養豊富な液体を消化し始め、ヴァータを悪化させる。温かい食物、飲物をとらねばならない。油性、酸味、塩味の食物、（加熱していない）蜂蜜、アーユルヴェーダのワイン、ホットミルク、サトウキビのジュース、オイル、ギー、米、白湯がお勧めである。温めた熟成オイル（ブラックセサミオイルやマスタードオイル）を使ってのアビヤンガや温熱療法なども良い。カパも増幅する。

ヴァータを悪化させる軽性・乾性の飲物や食物は避けるべきである。栄養不良には注意しなくてはならない。冬に、薄粥やスープだけでは不十分である。冬はオージャスが高いので、性行為をたくさん行ってもよい。冬の後半は、冷たい風から身を守らねばならない。その時期は、ヴァータを悪化させる辛味、苦味、渋味は減らさねばならない。

春には、暖かさがカパを溶かし、液化する。過剰になったカパが、アグニを弱める。クンジュラ、催吐、浣腸などの浄化療法によってカパを減らさなければならない。重性、油性、酸味、甘味の食物は避ける。主に、辛味と渋味をとるとよい。日中は、昼寝しないようにする。運動、塗油、薬草喫煙、洗眼などを始めるべきである。感覚器官の開口部はすべて水で洗うべきである。白檀やローズなどのアロマを使うとよい。大麦と小麦を食するとよい。満開の桜など、自然を楽しむとよい。

夏には、太陽の光は強力になり、脱水症状をもたらす。迅速に、カパは減少し、ヴァータは増加する。夏は牛乳、ギー、砂糖、米、紅茶などの甘味、冷性、液状、油性の食物や飲物をとるべきである。飲酒は避けるべきである、あるいは最小限にするべきである。熱性、辛味、塩味、酸味の食物は避けるべきである。また運動も最小限にすべきである。白檀のアロマポットで焚きながら、あるいは身体につけて月見をするとよい。冷却効果とピッタ鎮静作用がある。また自分の体質に適した時間帯に、性行為は少しだけ行ってもよい。

夏と秋の間の梅雨には、夏にすでに弱まったアグニが、ヴァータとその他のドーシャの悪化による影響を受けてさらに弱まる。厚い黒い雨雲、冷たい突風、汚水の蓄積などがドーシャに悪影響を与え、ドーシャは不安定になる。そのため消化力と栄養吸収を高める食物やハーブ、漬物を食べるとよい。（加熱していない）蜂蜜をたっぷり使った適量の食事がお勧めである。節度のある、規則正しいライフスタイルを送る。昼寝、過度の運動、直射日光に当たるのは避けるべきである。性行為は、自分の体質に適した時間帯にのみ行い、オージャスを高める食事をとる。雨の降る寒い日には、酸味、塩味、油性の食事がお勧めである。古米、大麦、小麦、野菜スープをとるとよい。アビヤンガ、入浴、アロマセラピーもお勧めである。

「アシュタンガ・フリダヤ」というもう一つのアーユルヴェーダの古典の医学書には、「体力は冬に最大になり、雨季と夏に最小になる。その他の季節では中程度になる」と記されている。

パンチャカルマ

ところで「パンチャカルマ」と呼ばれるアーユルヴェーダの伝統的な浄化療法では、蓄積したドーシャやアーマを強制的に排出する。これがアーユルヴェーダ独自の中心的治療法であり、これによって病気の根本的原因を取り除くことができる。

パンチャカルマは、季節の移り変わりによる体内外のエネルギーの変化を有効に活用し、季節の変わり目などの一年の特定の時季に、過剰に増えたドーシャを効果的に鎮静・除去する。

過剰になったドーシャを身体から排泄するために最も適した時季は、それらが増加する季節の終りである。そのとき、ドーシャは最も液化し増大しているため、除去・排出に大きな手間を必要としないからである。例えば、春半ばは、カパの過剰を緩和するのに最も良い時季であり、秋の終わりは、ヴァータとピッタの過剰を浄化するのに最も良い時季である。

[34]これらの浄化療法が、蓄積中など季節／適時に応じてないタイミングで実施されると、その利益よりも弊害の方が大きくなる。というのは身体はいつでも、その老廃物や毒素を排泄する準備ができているわけではないからである。不適切なタイミングで行われた浄化療法は、毒素を細胞組織のより深部に沈め、治療をより難しくする。そのため、厳密なトレーニングを受けた医者やセラピストしか、いかなる季節においてもパンチャカルマ浄化法を行うことができない。

ナンシーの邪悪性

ある日の午後のことだった。私とサリーはいつものように作業着に着替え、作業の準備をしていた。ここ最近は、建物の一階の改築作業を行っていた。私たちは朝から晩まで、埃と汗にまみれて、一生懸命に働いていた。

私はいつしか日焼けで真っ黒になった。ごぼうのようにひょろりと細かった腕も足も、次第に太く頑丈になっていった。鏡に映る私は、もはや日本にいた頃の青白く神経質そうな、不健康な私ではなかった。鏡の中には、真っ黒に日焼けした健康そうな日本人の女の子がいた。

ナンシーの姿が見えない。作業着を着た先生が現れ、「ナンシーは何処だ?」と私たちに尋ねた。私とサリーは互いに顔を見合わせ、両掌を上にあげて、分かりませんと答えた。ナンシーが作業に遅れることは、よくあることだ。ナンシーはいつも、ありとあらゆることに関して不平を言う。口を開けば、愚痴と他人の噂話が爆弾のように飛び出してくる。精神年齢は十代の若者以下だ。他人の問題はよく見えるが、自分の問題は全く見えないという手に負えないタイプだ。

ナンシーを呼んできなさい、と先生が言うので、部屋に呼びに行くと、彼女はベッドで大口を開けて、ぐうぐうといびきをかいて昼寝をしていた。これは今に始まったことではない。今回で何度目だろうか？　ナンシーは隙さえあれば、仕事をさぼったり、人に押し付けたりして、楽をしようとする。もういい加減、私たちの堪忍袋の緒も切れそうだった。

つい先日、レーナが買ってきたばかりの封の開いていないフェタチーズという羊乳のチーズが、鼠が食い荒らした後のように無残にほじくられているのが発見された。明らかに誰かがこっそりと手をつけたのだ。他人の所有物をこのように汚く食い散らかすなんて、一体どういう神経をしているのだろう？　犯人はナンシーに決まっている。ナンシー以外にこんな非常識なまねをする人間はいない。

私もクラスメートたちも正直、ナンシーの素性については全く知らない。ナンシーはある日突然、私が日本から来た後の数週間後にカルフォニアからやって来た。先生の友人の紹介でやってきたそうだ。カルフォニアでは、日中はアーユルヴェーダ・クリニックで働きつつ、夜間はスクールで勉強していたそうだ。ナンシーは最初、そのカルフォニアのスクールで取得した単位を認定するようしつこく要求していた。しかし結局、その要求は受け入れられなかった。彼女のアーユルヴェーダに関する知識やスキルは、ひどくお粗末なものだったからである。カルフォニアのクリニックで働いていたのは、実はでっちあげだったのではないかと思えるくらい、ひどかった。

知識やスキルがうんぬんという前に、そもそも彼女にはクリニックにおけるマナーやエチケットというものが欠如していた。また大人として、社会人としての常識やマナー、エチケットなどが全くなかった。

ナンシーはよく患者さんに対して、恐ろしく横柄な態度をとっていた。時にはお医者さんであるかのように気取って、えらそうに説教をすることもあった。患者さんのいる前で、平気で同僚に口論をふっかけていた。自分が疲れると、誰にも何も告げずに勝手に休憩に入った。ナンシーは最悪のチームメイトだった。同じチームになった人は皆一様に、彼女についての苦情を申し立てていた。

ナンシーはいつも人から物や時間やエネルギーを奪うばかりで、決して自分からは与えようとしなかった。他者からエネルギーを貰ったり奪ったりすることで、自分の中の欠陥を埋め合わせ、満足しているのだ。そうすることで勝者になった気分になっているのかもしれない。

しかし現実には、ナンシーは哀れな敗者である。彼女のわがままには、皆、ほとほと手を焼いていた。人は彼女を信用しなくなっていた。次第に、彼女に自分の貴重な時間を与えるのはやめていった。ナンシーには信頼できる友人がいない。「信頼する」という行為自体に疑心暗鬼になっているからだ。ナンシーのようなタイプの人間は孤独で不信感で一杯だ。光のないタマスランド（暗黒の世界）に住んでいるのだ。

ナンシーには一種の邪悪性があった。ある種の人間は、他者の独自性や独創性を弱め、その人を支配可能な状態に押さえ込んでおきたい、という欲望を持つ。そうすることで、人生の不都合や自分自身の欠陥を認知することを回避しているのである。つまり、他者をスケープゴートにして、自分の罪を転嫁するのだ。こういったタイプの人は、自分自身を棚に置き、他人を激しく攻撃する。自分には欠陥がないという自己像を守るために、他人を犠牲にするのである。

[35]人格の成長には、自分自身の欠陥や、成長の必要性を認知することが不可欠である。もしこれらを認知できないのであれば、自分自身の不完全性の証拠となるものを抹殺するしかない。ある種の人々は、自分自身の無知を正す代わりに、他人の無知を正そうとする。健全な精神の持ち主ならば、そういった行為には「良心の呵責」が伴うだろう。しかしこの人々は「良心の呵責」という意識そのものが欠如しているため、あるいはそういった意識から逃避しているため、「良心の呵責」を感じることがない。もしかすると、結局のところ、

彼らが欺き破壊しているのは、誰でもない、彼ら自身なのかもしれない。

　彼らは自己批判や自責の念に耐えることができない。また、それらに耐えようともしないだろう。その自己欺瞞に費やされるエネルギーは、どれほど大きなものだろう。健全な人間が愛に注ぐと同じ程度のエネルギーを、そのひねくれた「合理化」や破壊的な「補償」に費やしているのかもしれない。

　ナンシーは、自分の支配欲を満たすために私を使った。ナンシーは事あるごとに、先輩気取りで私に指示や命令をしてきた。彼女は、私と同レベルのクラスメートであるはずである。私たちの間柄に、上下関係があるはずがなかった。私が、気が弱く、人の言いなりになりやすいタイプだということを見抜いていたのだろう。時には優しく、またある時には大統領のように偉そうに、私に向かってあれこれ指図してきていた。皮肉ややじを飛ばすことで、陰険な意地悪をされることもあった。

　[36]自分自身の病める自我の統合性を守るために、他者の人格の統合性を破壊する力を振ることが、邪悪性とも言えるだろう。この人々は自分自身の不完全性を認知しないし、できない。他人を非難することで、自分の欠陥を覆い隠そうとする。

先生は、そんな私とナンシーの間柄を鋭く見抜いていた。「ナンシーに先輩面させるな」と先生はよく私に注意していたが、私自身、命令されていることには気づいていなかった。あるいは、自分の自尊心が傷つかぬように、気づかないようにしていたのかもしれない。

先生にそう言われたとき、幼い頃いじめにあっていたときのことを思い出した。それは仲良しグループ内で定期的に特定の一人を無視するという陰険ないじめだった。皆、自分の番が来ると、必死に無視される辛さに耐え、静かに嵐が過ぎ去るのを待った。今から思えば、なぜそのような馬鹿なことをしていたのか分からない。誰もそれを喜んでいる者はいなかった。皆が参加しているという理由だけで、それはまるで儀式のように行われた。参加しない者は、仲間として認めてもらえない。自分の番が来ると、私はいつも何事もないかのように振舞った。自分が無視されているという事実を、決して認めなかった。それに気づいてしまうと傷がぱっくりと大きく開き、大量の血が噴き出してしまうような気がしたからだ。先生が無言の私の心の動きに気づいていたかどうかは分からなかったが、その時は、特にそれ以上何も言わなかった。ナンシーについては、いずれ本人と直接話をする、と言っていた。

ある日の夕飯の席で、先生は突然ナンシーに、どうして皆と一緒に作業することができないのか尋ねた。そしてきっぱりと、皆と共に働く気がないのであれば出て行くように言った。もし皆が汗を流して働いている時に一緒に働けないのであれば、家賃や諸々の雑費を全額きっちりと支払い、正式な客として滞在するか、あるいはここを出て何処か別の場所で暮らすかはっきりしてほしいと先生は要求した。先生は話の中で、金銭面の事々について強調していたが、それは、残念なことに、私たちは金銭が絡んでこないと、真剣に物事について考えないからである。

先生自身、彼女のチームワークの悪さと自己中心性にうんざりしていた。クリニックの内外でナンシーに対する苦情は尽きることがなかった。先生との話の間、ナンシーは顔を赤くしてぶるぶると震えていた。先生が何か一言言う度に、反論の言葉を返そうとしていた。彼女は明らかに、先生の話を侮辱と非難として受け止めている。

実際人からこれほどはっきりと物を言われた経験が、あまりないのだろう。子供の頃は悪いことをしていると、大人がはっきりと指摘し正してくれた。大人になると、そのように誰かが自分の間違いや過ちを正してくれることは、ほとんど無くなる。自分の家族や親しい友人などごく一部の人々を除き、世の中の大半の人々は他人に無関心である。よほど害を与えられない限り、何かおかしなことや間違ったことをしていても無視するだけである。

アーユルヴェーダハウスではそういうわけにいかない。誰かが間違ったことをしていたら、即座に正される。見て見ぬ振りは許されない。その他にも例えば、床に水や油がこぼれていたら、すぐにモップをかけねばならない。通路の真ん中に電気のこぎりなど、あるべき場所でない場所に物が置かれていたら、即座にあるべき場所に戻さなければならない。

その翌日、ナンシーは出て行った。当分の間、バックパッカーと呼ばれる安宿に滞在する予定だと言っていた。先生はレーナに、ナンシーをバックパッカーまで送るように命じた。ナンシーが出て行った後、先生は少しほっとしたように見えた。ナンシーの存在は、周囲の人々を不快な気持ちにさせた。ナンシーは怒りと不信感、欲求不満の塊だった。誰も信用していないしできない、感謝の気持ちは全くない。彼女が今までどのような人生を歩んできたのかは分からないが、きっとそれは寂しいもので、あまり多くの愛情を受けられなかったのだろう。

その数日後、ナンシーは連絡も入れず、突然南米メキシコ人の男と女を連れて、カレッジに現れた。忘れ物を取りにきたそうだ。その日、レーナとサリーはクリニックに行っていて、カレッジにいたのは私と先生だけだった。先生はナンシーが当然来たことには勿論、その突然の招かざる客の存在にひどく憤慨しているようだった。

「敷地内に勝手に入るな。正式な教育機関の敷地内に、無断で入り込むのは法律違反だ。警察を呼ぶぞ！」

先生がこんなに怒るのは、非常に珍しいことだった。実際、本気で怒っているのか、ただ追い出すためのパフォーマンスで演技していたのか私には分からなかった。その二人のオーストラリア人はヒッピーのような外見をしていた。おそらくバックパッカーで知り合ったのだろう。この周辺の地域は、ヒッピーが多くて有名だ。ここから約数十キロ離れた小さな町は、ヒッピーとドラッグで有名で、国内外からドラッグを買いに観光客が訪れる。ナンシーはその町のバックパッカーに泊まっているのだ。

何の関係もないのに、メキシコ人の女は先生に向かって、ナンシーをこんな目に合わせてただで済むなと思うなよ、訴えてやるからな！　と怒りに満ちた声でまくしたてていた。男のほうは女と比べて若干おとなしく、その女とナンシーの後にただついてきているという感じだった。

「すぐに外に出なさい。さもなければ、今すぐ警察を呼ぶぞ！」

先生の威圧的な口調に圧倒されて、メキシコ人の二人は慌てて車に戻っていった。女のほうは、出て行く最後の最後まで大声で毒づいていた。その怒りのパワーを研究開発とか、建設的な分野に向けたら、きっとノーベル賞でも取れるのだろう。私は、ナンシーが仲間に向かって、どのような話をしていたかは容易く想像できた。

一人残ったナンシーはパニック状態に陥っているようだった。青ざめた顔でぶるぶると震えながら、何度も「もうここにはいられない」と繰り返していた。

「好きにすればいいさ」と先生は涼しい顔で言った。「それは分かったから、早くここを出て行ってくれ。私は忙しいのだよ」

三人が引き上げていった後、先生はやれやれと呟き、何事もなかったかのように作業を再開した。私たちは一階の部屋を拡大するために、壁を大きなハンマーで破壊している最中だったのだ。

後で先生は言っていた。ナンシーが自己中心的で泥棒のように卑しく、邪悪性のある人間だということは、最初から分かっていた、と。先生の言葉で言うと、ナンシーは「輪廻転生において動物に近いレベルの魂」だそうだ。それでも、チャンスを与えてみようと思ったらしい。私には先生が持つような洞察眼はないから、実際に体験してみないと物事の本質が分からない。ただ私だったら、最初から邪悪な人だと分かっていたら、迎え入れたりしない。やっぱり、先生は普通の人でないと思う。

そしてナンシーは二度とアーユルヴェーダハウスには戻ってこなかった。私たちの前に嵐のように現れ、嵐のように去っていった。通常は、授業料は返金しないという規則であるが、ナンシーのような狂った人間は何をしでかすか分からないからと、先生は残り全額返金してあげた。

ナンシーが当然消えたことを知ったクラスメートたちはあっけにとられた。そしてその理由を知りたがった。しかし結局、誰にも正確な理由は分からなかった。しばらく一緒に暮らしていたレーナもサリーも分からなかった。最後にナンシーに会った私も分からなかった。すべては突風のごとく、一瞬で終わってしまったからだ。

噂によると、ナンシーはその後カルフォニアに帰ったらしい。会う人ごとに、先生の悪口を言っているらしい。ナンシーのようなタイプの人間は、よほどのことがない限り変わらない。頑丈な自我の壁が、彼女の孤独と不信と邪悪性をしっかりと守っているのだ。その壁を壊すことができるのは、当然ながら、先生でもヒマラヤに住む聖者でもなく彼女自身である。

アーユルヴェーダハウスでは、いつも数々のユニークで個性的な人が、入れ替わり立ち代わり現れる。ナンシーのようにハプニングが起こすだけ起こして、消えて行く人もいる。まるでコメディドラマを見ているようだ。

こういった日常生活がどのようにアーユルヴェーダとつながっているのか、最初はよく分からなかった。しかし次第に、重要なことは、こういった変化に臨機応変に対応していくことや、起こり得る全ての現象や可能性に対し、常に準備の姿勢をとっておくことであることを理解していった。

最も大事なことは、どんな困難に直面したときでも、笑顔を絶やさないこと。つまりポジティブな心持ちでいることである。単純なことに思えるが、実際、毎日の生活の中で、それを実行するのは難しい。心が強くないと、自分自身をまっすぐに保っていられないからである。こうして私たちは授業やクリニックだけでなく、日常生活の全場面を通じてアーユルヴェーダを学んでいた。

8 ビー・ヒア・ナウ

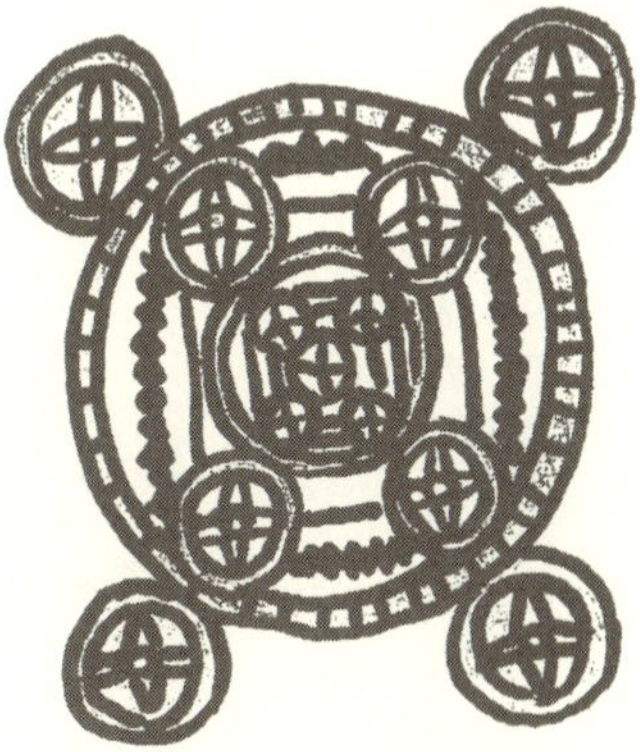

マンダラ
悟りと癒しの空間

サリーのトラウマ

ある日の早朝のことである。私はヨーガの浄化法のひとつである、ジャラ・ネーティを行じていた。これは、人肌程度にぬるい塩水を一方の鼻孔から入れて、もう一方の鼻孔から出すという鼻の洗浄法である。両方の鼻が終わったら、カパーラバティという、鼻から勢いよく息を吐いて、下腹を収縮させる呼吸法を、左右と前方に行う。副鼻腔に塩水が残らないようにするために、塩水が完全に出るまで繰り返し行う。塩水が残っていると、頭痛をもたらすことがある。

ネーティには、身体を浄化し強くするという効果がある。鼻孔は、「プラーナ」（宇宙エネルギー）の通り道である。プラーナとは、無限かつ普遍的な、宇宙の全存在の基となるエネルギーのことである。人間の身体内においては、このエネルギーが過剰であったり、不足していたりすると、健康が損なわれる。自然環境においても同様である。人間の想念も、プラーナでできている。プラーナに満ち溢れている人は、心身共に強く、他者の想念や心身の健康状態にすら影響を及ぼすことができる。

プラーナの通り道は「ナーディ」と呼ばれる。より多くの酸素やプラーナを全身に運搬するために、ナーディの通りはよくしておかねばならない。ネーティを継続的に行うと、鼻の粘膜が丈夫になり、花粉、ほこり、動物の毛などの刺激に順応できるようになる。風邪の予防にも効果的である。

アーユルヴェーダハウスでは、皆、週に最低二、三回は、ネーティを行じている。ヨーガ浄化法による心身の強化は、アーユルヴェーダにおける健康増進に不可欠であるからだ。その他にも、さまざまなヨーガ浄化法があるが、私たちは前述のクンジュラもよく行じている。

ネーティを行じた後、すっきりと爽やかな気分になって庭を散歩していた。ふと気がつくと、サリーが、ゴミ置き場の前に座り込んでいた。心ここにあらずという顔で、ぼーっと木材の切れ端などを見つめている。両手には、チャイの入ったカップを抱えている。こ

ジャラ・ネーティ

①人肌程度のぬるい塩水を
一方の鼻孔から入れて
もう一方の鼻孔から出す。

②両鼻が終わったら
カパーラバティを行う。

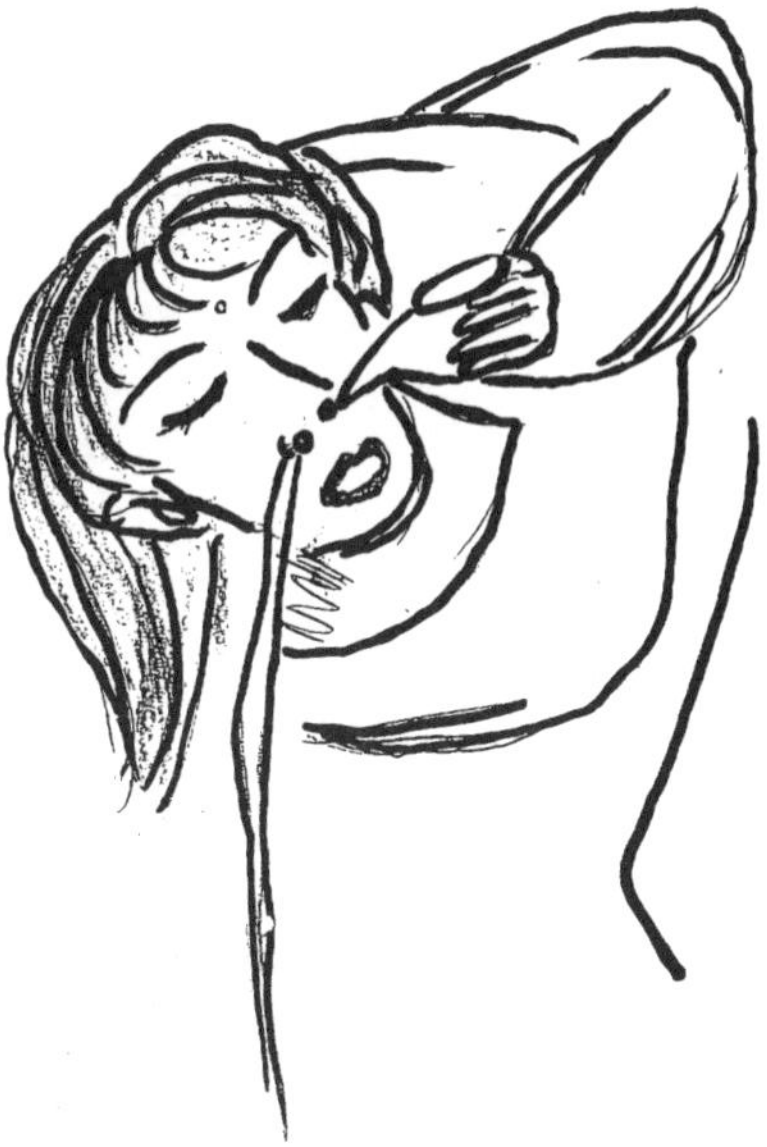

Point
「カパーラバティ」とは意識を起こすための悟りの呼吸法。
鼻から息を吸い、吐く時に横隔膜を引上げる。

(注)心臓疾患、高血圧、めまい、
てんかん、卒中、ヘルニア、胃潰瘍を
患っている人はやってはいけません。

左右交互に
カパーラバティを行う

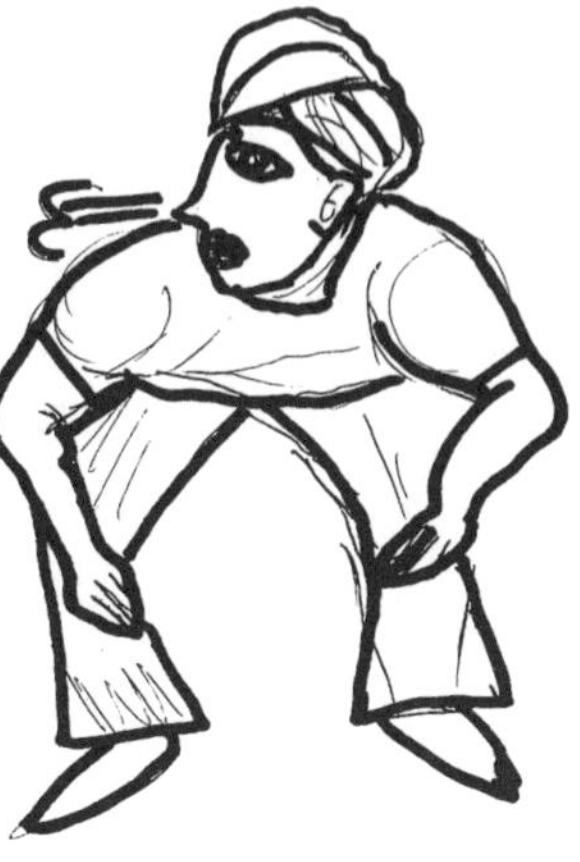

んなところで何しているのだろう?と思ったが、サリーの様子が少し変だったので、あえて関わらないことにしてその場を通り過ぎた。ゴミ捨て場でお茶を飲むなんて、普通の精神状態の人はしないだろう。

ナンシーが立ち去った後、アーユルヴェーダハウスには、先生と私とサリーとレーナだけになった。サリーはオーストラリア西部のパースから来ている。サリーが五歳の頃、サリーの両親は離婚した。彼女の父親はヒッピーだった。サリーと妹が生まれた後も、毎日欠かさずマリファナを吸い、お酒やドラッグを嗜みながらギターを弾いている、ヒッピー・ミュージシャンである。このような地に足のつかない男と、まともな結婚生活が送れるはずなかった。父は機嫌が悪いと、母や子供を殴っていた。サリーの母は、このヒッピーと別れた後、全く正反対の真面目で誠実な男性と再婚した。

サリーの実父に対する感情は、非常に複雑だった。その色々な感情の中で一番大きいものは、怒りと苛立ち、憎しみだった。サリーは自身の混乱と喪失感について、誰にも触れられたくなかった。だけど、心は苦しく寂しいから、いつも他者から優しくしてもらいたい、助けてもらいたいと思っていた。

実父に会った日はいつも、サリーの目は血走り、目の下には隈ができていた。それはサリーの激しい憤りを象徴していた。

ある日、先生はそのことについてサリーに指摘した。

「サリー、君の怒りのパワーは、周囲の人間の感情に影響を及ぼすほど強力だ」

「何ですって？」と、サリーは血走った目をぎょろりとさせた。

私は、先生は正しいと思った。怒りのパワーは伝染する。私はサリーの近くにいると、時折、特別な理由もなく苛立ち腹が立ってきた。そのためサリーとは、よくつまらないことで喧嘩したものだった。

「君はいつも、お父さんの家に泊まった翌日は、目の下に隈ができている、それは情動的動揺を表すものだ」

皆、心で思っていても、なかなか当人には言えないことを、先生はいつも率直に言う。自分をごまかしたり、嘘をついたりしない先生だからこそできるのだ。先生の言葉は直球ストレートで、相手の心の中に入っていく。

「あんなくず男、怒らずにいられないよっ！　恥ずかしいたらありゃしない……」

サリーは顔を真っ赤にして涙ぐんでいた。激しい感情は胸の中に押さえ込んでおくよりも、吐き出させ、すっきりさせたほうが良いのだ。先生はサリーに、今週一週間は毎日ネーティを行じ、当分は週二回、クンジュラを必ず行じるように提案した。勿論、毎日の瞑想は必ず行わなくてはならない。

実際のところ、サリーは実父によく似ていた。サリーには、ヒッピーの血が色濃く流れている。実父のようになりたくないため、サリーはドラッグ類には一切手を出さなかった。敏感な人ならば、サリーと少し話をするとすぐに気がつくだろう。サリーはよく、会話の途中でいなくなるのだ。身体はそこにあるのだが、心が不在になる。魂が、どこかに飛んでいってしまっているのだ。

これはいわゆる、心理学で「乖離」と呼ばれるものである。何らかの認識不全に、陥っている人によく見られる。人生の、特に幼児期におけるトラウマが引き金となって、発生することが多いらしい。そういった人たちは現実を現実として、認識・識別することができない。その人の非現実的な妄想や幻想は、感覚・思考に顕著な影響を与える。そして、その人は「目覚めて夢を見る人」の状態になる。

サリーはいつも、自分自身や他人を嘲笑っている。どんな些細な事でも笑いのネタにする。よく思い出し笑いをしては、一人でにたにたと笑っている。それは実に嫌な感じの、人を小ばかにしたような笑い方だった。サリー曰く、笑うことで、精神のバランスを保っているそうだ。それが幼い頃に身に付けた、彼女なりのサバイバル方法だそうだ。

ちなみに私はよく、サリーの物笑いのネタにされていた。英語の発音がおかしかったり、言葉の意味を間違えたりしていたからだ。また、日本人の文化的習慣として、つい、ごめんなさい、を連発してしまったり、お辞儀をしてしまうところが、サリーの笑いを誘っていたのだ。仕方ないではないか、日本に生まれ育っているのだから。大人は普通、文化的バックグラウンドの違いについて笑ったりしない。どんなにおかしくても、少なくとも、本人の目の前で大声で笑ったりしない。子供なら有り得るかもしれないが。それは非常識で、失礼な行為だ。サリーは平気で、こんな非常識で残酷な行為をする。他人の痛みには、鈍感で無関心なのだ。要するに、自分勝手なのだ。

しかし私自身のことについては、サリーだけが悪いのではない。馬鹿にされる側、つまり、私自身にも問題はあるのだ。実は、何度か、先生から注意されたことがある。先生は、サリーや他のクラスメートが、私を馬鹿にしていることに気づいていたのだ。先生曰く、私が彼らに馬鹿にさせる理由を与えていたらしい。

言葉が上手くできないから、私はいつも自信がなかった。おそらく、知らず知らずの内に、子供のように振舞っていたのだろう。そして皆は、私を子供のように扱っていた。しかし言葉の問題というのは、本当は単なる言い訳だった。それは私自身が一番よく分かっていた。根底にあるのは、自尊心の低さと自信の欠如であり、完全に克服しきれていない対人恐怖症である。私はつい人の顔色をうかがう癖があった。他者が自分を馬鹿にしていることが分かっているときでも、いつも気づかない振りをしていた。他者と対等に向き合うことが怖かった。ここにきて初めて、自分の本当の姿を鏡で見たような気がする。

誰もが皆、「プラーギャアパラーダ」（知性の誤り）を犯す。大切なことは、それを認知し、過ちを犯した自分自身や他者を許すことだ。誤った考え方や態度は、正さなくてはならない。私は自分の態度を改めない限り、周囲の自分に対する態度を改めさせることはできない。私たちは文化的、社会的に条件付けられている。その条件とは、生まれ育った家庭環境や親の教育方針、社会的慣習などを示す。そして成長するに従い、特定の型に自分自身をはめ込んでいく。その特定の型が、自我（エゴ）と呼ばれるものである。幼児期から思春期にかけての自我形成プロセスにおいて、私たちには、生きていくために、こうしなければならない、ああしなければならない、といった条件がプログラミングされていく。

逆に言うと、私たちはこの世に誕生してから、生きていくために、ある特定の環境や人々に順応しなくてはならなかった。つまり、良い悪い、好き嫌いに関わらず、それらを受け入れていかねばならなかった。

特に、私たちの存在の源である両親との関係は、自我形成に多大なる影響を及ぼす。子供は無力である。自分の生命の存続は、両親の手中にある。両親がどれほどの過ちを犯していようと、無知で愚かな行為を行っていたとしても、その影響下から逃れることはできない。生後間もなく自分の力で生きていけるある種の動物とは違い、人間の子供は何年もの間、親に頼らなければならない。

両親との不仲は、人生に最も暗い影を落とす。自分の存在が、否定されるように感じられるからだ。不和や異常が存在する家庭に育った人の精神状態が不安定になりやすくなるのも、そのためである。

幼児期に養われた罪悪感や劣等感、正しく愛されなかったことに対する怒りや不満などのネガティブな感情は、通常、思春期に爆発する。思春期の少年少女は暴力、早熟な性行為、アルコール、ドラッグなどの自己破壊的行為によって、自分自身の精神的、感情的な歪みを中和しようとする。しかしその破壊的行為により、新たな傷や失望、空虚感が生まれる。多くの人々はそれらを認知し、癒すことなく、寧ろ、何事もなかったように隠して人生を過ごしている。目の前の楽しみや快楽に没頭して、本当に重要なことを先送りしている。意識の奥深いレベルでは、私たちの心や身体や全細胞は、全体験を明確に記憶している。それらは通常、心の中の一番奥の引き出しに、勝手に飛び出してしまわぬよう、監視員つきで大事に保管されている。その無意識の領域にある過去の記憶が、私たちの現在の考え方、気持ち、感情、行動パターンの方向性を決定付けているのである。つまり私たちは、過去の記憶に束縛された奴隷なのである。

そういった状態を認知し、真に、「今ここ」に生きないことには、自由になることはできない。奴隷に自由はない。自由を束縛しているのは、私たちの自我であり、自分自身であるということに気づかなければならない。そういったことを悟る最良の方法は、内観や瞑想である。

生命エネルギーとは、一瞬に変化するものなのだ。若くて愛嬌のある女性が、恋した男性に振られた瞬間に恐ろしい鬼婆に変化するという例は分かりやすいだろう。癌の末期患者に、癌が完治したと告げたら、本当に治ってしまったという実話もある。心のエネルギーは、物質世界の現実を変えてしまうほど強力なのである。

ナビ

ある日の授業において、私たちはお腹の中心の臍にあるナビという生命エネルギーの中心部について学んだ。ナビは、生命エネルギーの中心であると同時に、情動的エネルギーの中心でもある。気持ちをお腹に溜め込む、とはよく言ったものである。情動は精神エネルギーに直結している。思考が感情を揺り動かす。

過去のトラウマ、他者に対する怒りや憎しみ、忘れられない恨みなどは、全てお腹に蓄積される。これらのネガティブな感情を長く保持していると、臍の周辺は、やがて鉄板のように硬くなっていく。しかしトラウマや痛みを認知し、物事をあるがままに受け入れる準備ができるやいなや、臍周辺の緊張し、硬直した筋肉は、バターが熱で溶けていくかのように、解れていく。

アーユルヴェーダには、「ナビ」という、お腹をやさしくオイルでマッサージし、臍の脈を中心部に戻すセラピーがある（臍の脈が中心から外れていると、便秘や頭痛、生理不順などの症状が発生することがある）。そのセラピーは、精神的、情緒的ストレスの緩和や、生命エネルギーのバランス回復のためのものである。私たちセラピストは、日常的に、多数の患者のお腹に触れている。ひとつ言えることは、いくらお腹をマッサージしても、その人が、自身のトラウマやネガティブな感情を克服する準備ができていなければ、鉄板は動かない。鉄板を動かせるものは唯一、その人自身の心なのである。

先生は、サリーとアニーに、前に出てくるように言った。上着を脱いで、お腹を出すように指示した。二人のお腹を見本にして、ナビについて説明するのだ。アニーは実験台として、マッサージ台に横たわった。クラス全員が、アニーのお腹に触れながら、ナビの位置を確認していった。緊張し硬くなっている箇所や、痛みの強い箇所などを手で触れて感じた。そうしてお腹に触っていると、この部分がいかにデリケートな箇所か分かる。

アニーはいつも元気一杯に振る舞っているにも関わらず、お腹は鋼鉄のように硬く、緊張していた。その穏やかで優しい外見からは、想像できないほどに、自分自身を抑圧しているのだ。指の下の鋼鉄板が、私にそう告げる。

ナビ

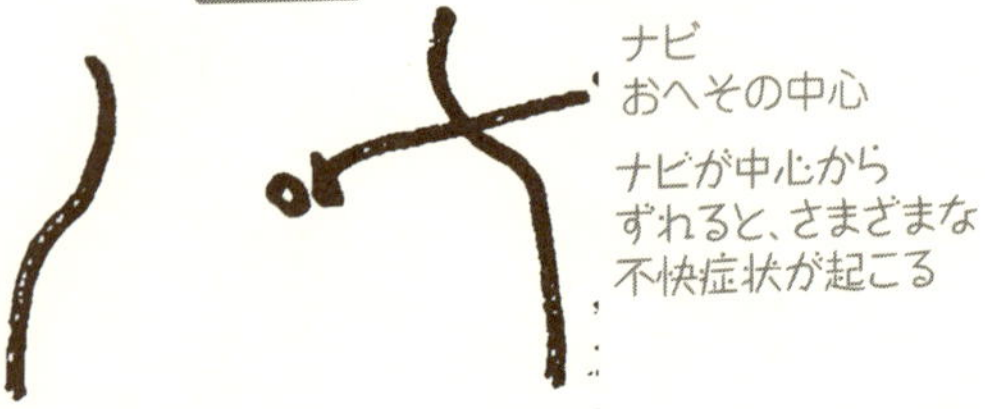
ナビ
おへその中心
ナビが中心から
ずれると、さまざまな
不快症状が起こる

アニーもサリーと同じく、よくぼうっと空想にふけっている。身体はそこに存在していても、心と魂がどこか遠くに行っていることがよくある。

白昼夢にふけってぼーっとするのは、いくつかの点において非常に危険である。第一に、ぼーっとすることによって、注意や集中力が散漫になり、怪我や事故などの大惨事を招く危険性がある。第二に、もしその人に既に鬱の傾向があれば、白昼夢の中で、それを増幅させてしまうかもしれない。そして今現在に生きないこと、目の前の現実に興味を持たないことによって、より自由に生きる未来の可能性も小さくしてしまうのである。「今を生きる姿勢」、つまり今、この瞬間をどのように、またどれくらい集中して生きるかがより自由で明るい未来を創るのである

「今を生きる姿勢」とは別に、もし疲労やストレスが蓄積し、身体エネルギー（ドーシャ）のバランスが乱れ、アグニが弱く、アーマが溜まっていたとしたら、自然にぼーっとしがちになり、集中力が低下するだろう。例えば、ヴァータは自立神経を制御しているため、そのバランスが乱れると自律神経のバランスも乱れる。すると首や肩が凝ったり、不眠症になったり、頭がぼーっとしてしまうことになる。

アニーはアーユルヴェーダを学ぶ一方で、週四日間オフィスで事務の仕事をしている。毎日、非常に忙しい生活を送っている。ボーイフレンドと一緒に暮らしているが、その彼は、相当気難しい性格らしい。アニーが彼との関係について愚痴をこぼしているのを、何度も耳にしたことがある。彼は気難しいだけでなく、かなりの気分屋でもあるそうだ。そういう相手と上手くやっていくのは、本当に大変だ。アニーのヴァータ・バランスが崩れるのも無理はない。

異性との関係

恋人や夫婦間などの異性関係は、言うまでもなく、心身の健康に非常に大きな影響を及ぼす。そこにセックスが存在するからである。セックスは、エネルギーの交換である。相手の良いエネルギーも悪いエネルギーも、全て自分のものとなる。同時に、自分も相手に相応の影響を及ぼす。当然のことだが、どちらか一方が肉体的、精神的、感情的な病毒を持っていた場合、それも共有することとなる。互いに相手を求め、相手の全てを受け入れ、情熱と信頼感に溢れた性行為は性的能力を高め、生命エネルギーを何倍にも増大させる。しかしそうでない場合、信頼感のない、肉体的な快楽のみを追求した性行為は、生命エネルギーを低下させ、罪悪感をもたらす。パートナーとのエネルギーの奪い合いが生じるため、怒り、苛立ち、欲求不満、徒労感、疲労感などが後に残る。

不健全な異性関係[37]は、とりわけヴァータのバランスを乱し、自律神経系やホルモンバランスを乱す。これは実際、多くの女性に見られる。症状としては、不眠、神経性疾患、ストレス性の便秘や下痢、生理不順、月経困難症、月経前症候群、子宮筋腫などである。また性行為などの官能的な満足感に執着する一方で、性的欲求を満足させないでおくことも、ヴァータのバランスを乱す。

また別の意味で不健全な男女関係といえば、クラスメートのジムとキャリーの関係が脳裏をよぎる。二人の仲がとても良いことは、周知の事実である。二人はいつも一緒にいる。喧嘩はあまりしたことがないそうだ。一見、人が羨むベストカップルのように思える。私も出会った当初は、仲の良い二人に密かに憧れていた。

しかし、現実は見た目通りではなかった。二人を結びつけていたものは束縛と隷属であり、ジムは完全にキャシーに支配されていた。そこに自由は全くなかった。

こうした隷属関係は、珍しいものではない。夫婦、恋人同士、親子関係、友人関係によく見られる関係性である。そしてジムは、キャシーに支配されることを自分自身で望んだのである。ジムは私と少し似ている。気が弱く、自信がないため、人の言いなりになってしまうのである。すべてにおいて受け身で依存的、悪く言えば怠惰なのである。

彼のキャシーとの関係は、母親を必要とする幼児の関係である。ジムのようなタイプの人間は、自分の頭で考え、リスクを背負って行動することができない。根本的に甘えているからだ。またリスクを負うには、精神的に自立していることが必要条件となるが、ジムは孤独に耐えられないから自立できない。私とジムにはどことなく共通するところがあるので、ジムのことはよく分かる。

なぜ、ジムはこんな甘えたダメ男になってしまったのだろう？　キャシー曰く、ジムの母親はアル中で、ジムと弟がまだ小さい時に、他に男を作って家を出て行ってしまったそうだ。母親が出て行った後は、父親もアルコール中毒になり、ジムと弟は、自分たちで生活費や学費を稼がなくてはならなかった。こういった複雑な家庭環境が、ジムの人格形成に大きな影響を及ぼしたのだろう。

ジムがキャシーと出会った時には、すでにジムは現在のジムになっていたそうだ。自分の強い母親を無意識のうちに求める、大人の格好をした子供だ。

キャシーは、ジムの支配されたい欲求を満たすうってつけの相手だった。キャシーはジムとは対照的に、強く賢く、相手を支配したいタイプの女性で自分の言いなりになりそうな相手を求めていた。こうしてジムとキャシーは出会ってすぐ、結ばれるべくして結びついた。

関係が生まれるや否や、彼女の支配力が彼の弱さをさらに弱め、彼の弱さが彼女の支配欲をさらに増幅させていくという悪循環が始まる。こうして二人の病的な気質は、どんどん強化されていく。

ネガティブな感情

次は、サリーがマッサージ台に上る番だった。サリーのお腹は、膨張していて、まるで五十代の女性のようだった。実際には、サリーはまだ二十六歳である。そのうえ下腹部一面に、不思議な小さな痣のような、赤い皺が点々とあった。これは一体、何を示しているのだろう？　先生曰く、これは要注意のしるしらしい。こういう小さな赤い皺がある女性は、子宮関連の病気になる可能性が高いそうだ。勿論、これは全員に当てはまるわけではない。また妊娠出産後には、消えてなくなることがよくあるらしい。

女性の身体は結局、妊娠出産するようにデザインされているのだ。一度も出産の経験がない女性が、乳癌や子宮癌にかかる確率は、出産経験のある女性に比べて確実に高くなるそうだ。

サリーの場合、根本的な要因は食生活やライフスタイルではなく、明らかに心理的なものである。収拾のつかない怒りと不満、自己嫌悪などのネガティブな感情は、自己憐憫によって増幅される。サリーは複雑な家庭環境で育った自分に同情し、甘えているのだ。もしサリーが本当に幸福になりたいのであれば、自己憐憫や甘えは捨てなければならない。自己憐憫は精神的成長の妨げである。自己憐憫なしに、自身の感情を客観視することによってのみ、複雑にもつれた感情の糸をほぐすことができる。感情的なバランスがとれてようやく私たちは、心身の健康に一歩近づくことができる。先生はサリーに言った。

「サリー、そんなに落ち込むのはやめなさい、それは健康に悪い」

「やめたくてもやめられないんです、私って本当にダメ女だから……」と、サリーは悲しそうに微笑んだ。今日はなんだか素直だ。いつもこうだったら、私ももっとサリーのことを好きになれるのに、と思った。

「やめられないことはないだろう？　自分の心と体を所有しているのは誰だ？　親か友だちか、それとも彼氏か」

「……私です」

先生は無言で目を閉じ、頷いた。

六段階の病気発症プロセス

現代医学では、病気の発症には二段階あると言われている。第一段階では、病気が発見される。この段階では、明確な症状が現れ始める。第二段階では、合併症の発症する。この段階では、病気が進行してしまったために、身体のその他の箇所にもその病気の影響が及んでしまっている。病気は基本的に、逆行不可能である。

アーユルヴェーダでは、病気発症のプロセスは六段階と言われている。これは、シャット・クリア・カルと呼ばれている。現代医学の第一段階と第二段階は、アーユルヴェーダの第五段階と六段階に相当する。最初の四段階はアーユルヴェーダ独自のものであり、ここでは、病気が臨床的な症状に発展するずっと前に、病気を認知し、その根本的原因を取り除き、治療する。病気発症プロセスにおいて、アーマとドーシャの流動性が大きな影響を及ぼす。

第一段階は蓄積の段階[38]である。消化不全がアーマを生成し、その生成されたアーマは、胃腸管に蓄積する。これは通常、弱いジャータラ・アグニ（主要なアグニ）やドーシャのアンバランスに伴うものである。アーマはドーシャの働きを阻害し、疲労感や肩の凝りなどの軽い症状をもたらす。それらの症状は軽いため、無視されることが多い。吐き気、□

内の酸味、浮腫みなどの症状は、生理機能のアンバランスを示す。これらが無視されると、病気は進行する。不快感が落ち着いたとしても、体内に蓄積しているかもしれないアーマには引き続き注意が必要である。

第二段階は悪化の段階である。症状がさらに悪化した場合、またこれらの症状のそもそもの原因となった食生活やライフスタイルを全く変えなかった場合、アーマは胃腸管に蓄積、悪化し、病気の第三段階に進行する。ここまでは、必要に応じて食生活やライフスタイルを変えることによって、容易に病気を逆行させることができる。西洋医学はこの段階において、病気の兆候を認知できないだろう。アーユルヴェーダ医師は、脈や目、舌を診断することでドーシャの増加と悪化を知る。

第三段階は拡散の段階である。この段階では蓄積し悪化したアーマは胃腸内の発生箇所から拡散し始める。ドーシャは一日二回体内の腔部から深部へと移動するが、その際、ドーシャは、ダートゥ（細胞組織）に送られる基礎栄養素と共にアーマをダートゥに流し込む。アーマには粘着性があるため、一日ダートゥに粘着すると、そのまま離れずに、全ダートゥに運搬される。汚染したドーシャは、ヴァータによって運搬される。ヴァータはピッタとカパの主要座位に拡散する。汚染したピッタは、ヴァータによってカパとヴァータの主要座位に運ばれる。汚染したカパもヴァータによって、ピッタとヴァータの主要座位に運ばれる。

第四段階は定着の段階である。アーマに汚染されたドーシャは拡散し、体内の弱った部位や経路の異常を見つけて、そこに定着する。この段階において適切な処置が施されなければ、定着したドーシャは細胞組織を損ない、器官に異常が発生することになる。アーマによるダメージ傾向は、次の要因によって決定づけられる。

- ・先天的な（遺伝的）影響
- ・過去の食生活や行動（大量の飲酒、薬など）の影響
- ・過去の病気やストレスの影響
- ・季節の変化、化学物質による汚染、放射能、環境汚染など

この段階ではドーシャ、ダートゥ、マラ、シュロータス（体内のエネルギー経路）、オージャス、アグニに異変が見られる。患者は通常、病気の進行に気がついている。しかし現代医学では、病気と診断するための臨床的証拠・症状が不十分であるため、病気を認知し

損ねる。大半の病理学・放射線学における検査において、病気はまだ潜伏期にあるため確認できない。

第五段階は病気発症の段階である。この段階では病気は非常に明確な症状を現す。病気は身体の免疫力と健全な機能維持のための能力を破壊する。現代医学においても病気は認知される。症状を緩和することができても、根本的な原因に対処せず、そもそもの病気発症の原因となった食生活やライフスタイルを改善しなければ、病気は再発するか、別の経路を発見して体内に発現する。ドーシャのアンバランスはさらに悪化し、異なる形態に変化する。病気は確実になる。

第六段階は病気進行の最終段階であり、合併症が発症する。ダートゥ（細胞組織）は深刻な機能不全に陥る。シュロータス（体内のエネルギー経路）の機能も、ダートゥに及ぶ合併症によって深刻な影響を被る。病気を逆行させることは非常に難しくなり、治療の焦点は、病気の管理と痛みの緩和に当てられる。例えば、末期癌の患者などがこの段階にある。通常、二次疾患はこの段階において発症し、合併症を引き起こす。合併症によって当初の病気の治療は極めて困難になる。

病気発症の6段階

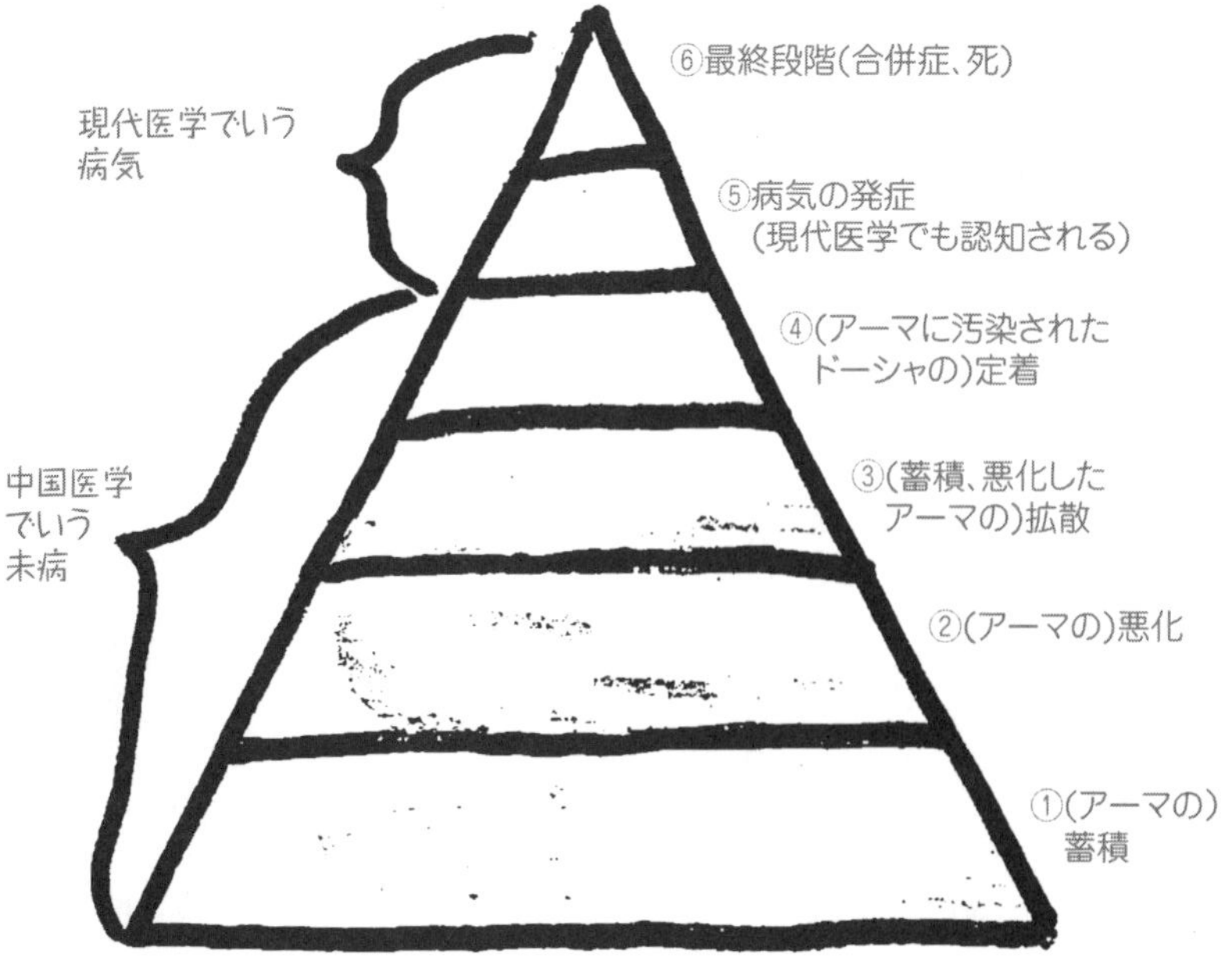
⑥最終段階(合併症、死)
現代医学でいう
病気
⑤病気の発症
(現代医学でも認知される)
④(アーマに汚染された
ドーシャの)定着
中国医学
でいう
未病
③(蓄積、悪化した
アーマの)拡散
②(アーマの)悪化
①(アーマの)
蓄積

このように、アーユルヴェーダは病気発症の仕組みを六段階において説明する。現代医学ではこのような概念は希薄であり、第五、六段階を病気と認識する。漢方医学では未病という概念があり、それは最初の四段階に相当する。

アーユルヴェーダではこういった病気発症の仕組みに基づき、ドーシャ体質を判断し、季節と体質に応じた食生活、ライフスタイルを改善し、タマス（鈍性）とラジャス（激性）を減らし、サットヴァ（純粋性）を増やすことによって精神を安定させ、病気の進行を予防することができる。予防は治療よりもはるかに容易である。

おそらく多くの人にとって最も困難なことは、心と感情をコントロールすることだろう。こういった食物の食べ合わせが悪い、喫煙、飲酒、夜型のライフスタイルは健康に悪い、怒り、強欲、執着は心身の健康に害を及ぼす、など大抵の人は頭で分かっているはずだ。でもやめられないのだ。その理由の大半は、不安・不満・退屈・他者や自分自身に対する怒り、和解できない人間関係、自己否定・虐待、物事をありのままに受け入れられない、などの感情的、心理的なもつれに因る。これらの抑圧されたネガティブな心理的、感情的衝動が肉体の健康を破滅に導く。

もし私たちが心の汚れや煩悩を認識し、それらから自分自身を解放することができたら、病気の進行をストップさせることができる。健康な心と身体は自然に、安定や清らさ、静寂を求め、それらを脅かすものから遠ざかろうとする。瞑想や内観を行じて、心を強く清らかにしておかねばならないのはそのためである。病気を克服する力は、私たちの外ではなく、内に内在するのである。

9 終わりなき和解への旅路

サリーは結局、最後の実技試験に落ちたので、卒業できなかった。修了証書を手に入れたければ、再度試験を受けなければならない。実技試験では、クリニックでの患者に対するコンサルテーションやマッサージのスキルが評価される。サリーはコース終了間際になって、自分を見失い、集中力を欠いてしまった。その原因は、異性関係である。

入学当初、サリーは誰よりも早く料理や実技を習得していった。彼女はヴァータ・ピッタ体質なので、素早く、積極的かつ率先的に学習するのだ。そしてなによりもアーユルヴェーダハウスでのサトヴィックなライフスタイルが、彼女の心身のバランスを回復させていったのだろう。ある時期、サリーの成長は目を見張るものがあった。

このままあと半年ほど、この状態を継続できていたら、彼女の残りの人生は完全に救わ

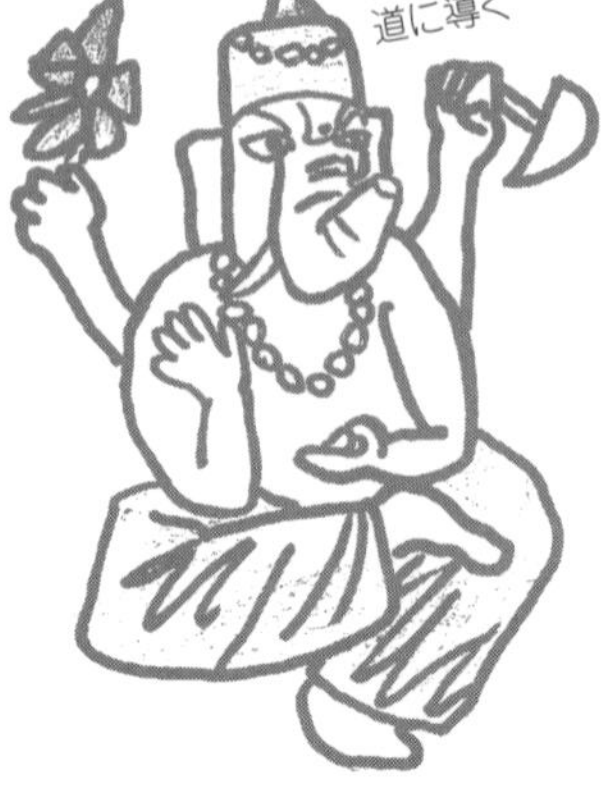
自分自身を
愛し、信じるのだ
我が汝を正しい
道に導く

れていただろう。心や感情のバランスが回復することによって、心は正確な判断を下せるようになる。抑圧された罪悪感や劣等感から生じる、自分自身を罰するための自己破壊的行為をやめることができる。悪影響を及ぼす人々や環境から、自分自身を遠ざけることができるようになる。より静寂で、調和と平和に満ち溢れた人生を送ることができるようになる。心身共に健康になるため、長寿に恵まれるかもしれない。

ところで私たちはなぜ、長寿を探求すべきなのか？　それは生命を放棄すると、全てを放棄することになるからである。逆に言うと、より有意義な人生を積極的に追求することとは、全てをあるがままに受け入れることである。受け入れるべき「全て」とは、自分が現在置かれる状況を作り出したカルマ（業）「原因と結果の法則」、無常「この現象界の全てのものは消滅して、とどまることなく常に変化している」という事実、生きることの矛盾、強欲で執着の強い自我、愛するものとの別離に伴う苦悩、自分一人で死を迎えねばならないこと、などである。そして究極的には、一切の煩悩から自由になり、もう思い残すこともなすべきことも何もない、といった解脱の境地に達するのである。

メリッサは人知れず、いつの間にか姿を消していた。授業に出席しなかったばかりでなく、最終の筆記試験にも実技試験にも姿を見せなかった。先生もメリッサについては一言も触れなかった。生徒間の噂によると、途中で退学していたそうだ。しかし誰も実際に、メリッサの行方は知らない。

ドラッグやアルコール中毒は克服したのだろうか？ メリッサは私に、アーユルヴェーダを学んでも実践できなければ、あるいは実際に生活に取り入れる気がなければ、何の意味もないということを教えてくれた。自分を変えるということ、自己の意識改革を実践することは、本当に難しい。ここが私たちが停滞し、さらには逆行してしまう地点である。

アニーは筆記試験には合格したが、実技は落ちた。そのためコース終了後もしばらくの間、クリニックで丁稚奉公して、勉強していた。最終的にはなんとか実技試験に合格し、卒業証書を手にすることができた。その後、スペインに帰国し、お兄さんと一緒にアーユルヴェーダ・クリニックを経営しているそうだ。この兄妹は今でも頻繁に、電話やEメールで症例に関して質問攻めし、先生を閉口させている。

ジムとキャシーだけが一発で、全アセスメントに合格した。二人はかなり必死に勉強していたらしい。実技においても、お互いに練習し合っていたそうだ。二人はそのまま一緒に仲良く上級コースに進むことになった。

私はと言えば、筆記試験にも、実技試験にも合格できず、何度も繰り返し再試験を受ける結果になった。そもそも私の勉強法が間違っていたのかもしれない。日本の受験合格テクニックのように、テキストをそのまま丸ごと暗記しようとしてしまったのだ。私の錆びついた記憶力と英語力では、それは到底無理なことであった。おまけに試験は、記憶力を問うものではなく、理解度を問うものであったため、英語力も記憶力もそれほど重要ではなかった。

実技試験においても、私のパフォーマンスはお粗末なもので、評価担当者の目の前で実技を行うということに対し緊張して、声と指が震えてまともに実演することができなかった。第一回目の試験の時など、緊張のあまり真っ赤になってどもって泣き出してしまった。そんな私の失態を聞いた先生は、

「大丈夫、心配しなくてもいい、何度でも試験は受けることができるさ」と言って慰めてくれた。先生の励ましは、初めて電話でしゃべった時と同じで、静かで温かく力強い。その声は、私に前に進む力を与えてくれる。先生が傍についていてくれると思うと、厳しい現実に立ち向かう強さや自分自身の欠陥を直視する勇気が湧いてくる。

精神的に最も健全で、最も高い領域に到達している人が、普通の人が経験する以上の苦悩を体験することはよくあることだ。賢明で正しい、偉大な指導者は、普通の人間にはは

かり知ることのできない高度の苦悩や苦痛に耐えていることが多い。先生にはそのような重度の苦しみを乗り越えた上での明るさと諦め、智慧がある。その智慧の光は、無明に生きる私たちのともしびとなり、正しい道へと導いてくれる。先生にどれほどきつく叱られても、決して先生を憎む気にならないのはそのためだろう。

私は今まで世間の価値観に流され、刺激に翻弄される生き方をしてきた。世間の価値観とは、他者の価値観である。それが一体何故自分の価値観より優れていると言えるのか？自分と他者を比較し、良し悪しの判断をすることは全く不要である。私は他者に対し劣等感を感じ、いつも彼らの価値観に自分を合わせてきた。そしてそんな自信のない自分のことが嫌いで恥ずかしく思っていた。同時に、過剰に自分自身を意識する強烈な自我を持つ自分が嫌だった。

さらに「自分」は複数の顔を持ち、確固たるものではなく、常に変化しているものであることに気づいた。常に変化する「自分」は外界の刺激を求め、肉体の快楽やその快楽への執着に翻弄される。しかしその「自分」の一番奥深いところには、決してどのような現象にも刺激にも影響されない、完全に静寂で純粋な意識がある。それが本当の自分であり、ありのままの自分である。

「本当の自分」のみが、私たちを究極の運命に導いてくれる。究極の運命とは、この世でのカルマの決着や悩み苦しみを乗り越えるという目標達成のことである。アーユルヴェーダとは、その目標を達成するためのツールである。心身魂が健やかさ無くして、今生の目標達成はあり得ない。

私は先生に出会ってアーユルヴェーダを学んで初めて、「本当の自分」を発見することができた。もう自分と他者と比べて劣等感を感じることも、自分自身を否定することもしない。私たちは一人一人独自の価値観や考え方、体質、弱み強みを持つ、ユニークな個人であり、皆自由意思を持って自分の人生を設計することができるのだから。

私は基礎コースを修了した後も、上級のコースに進み勉強し続けるつもりだ。近い将来、私は上級生として、下級生を指導していかねばならない。

新学期が始まり、新たに入学した生徒たちがアーユルヴェーダハウスにやって来る。皆、不安と期待で胸をふくらましている。皆に共通しているのは、「癒し」を求めているということだ。私には彼らの顔が昨日までの私に見える。巨大な自我の葛藤から自由になりたくて、苦しみ悶える自分、複雑な感情を抑圧している自分、自分自身の気持ちから逃げている自分、あるがままの自分自身を受け入れられず自己否定し続ける自分。

最初の新入生がやって来たことにも気づかず、先生とレーナと私は、泥だらけの作業着のままで裏庭で必死に穴を掘っていた。それは校舎拡大に必要な柱を建てるための穴である。

その新入生は入学式当日にカレッジに誰も人がいないことにびっくりして、校舎内を歩き回っていたのだ。時空の彼方に飛んでいってしまったかのように、脇目も振らず必死に穴掘りをする三人に、新入生は恐る恐る近づいた。

「あの、ここはアーユルヴェーダハウスですよね？　今日は入学式の日ではなかったですっけ？」

そこでようやく三人は人がいることにはっと気が付き、手を止めた。先生は泥で汚れた帽子を取り、朝の陽射しに輝く黄金の長い髪をなびかせながら、太陽のような眩しい笑顔で「アーユルヴェーダハウスにようこそ」と言った。

新入生は呆然として、思わず足を前に踏み出してしまった。そこはついさっき、私たちが汗を流して掘ったばかりの空間だった。新入生は支えを失い、頭から穴に落ちてしまった。失礼なことは十分承知の上だが、その蛙のような転げ方に、私は思わず涙が溢れるほど大笑いしてしまった。私の笑い声は雲を突き抜け、地球の裏側にまで響き渡るような調子だった。

アーユルヴェーダハウスの笑いに満ちた一日が、今日も始まろうとしている。

［用語解説］

アグニ……「火」を意味する。アーユルヴェーダでは「消化の火」、つまり消化力を示す。
アシュタンガ・フリダヤ・サンヒタ……アーユルヴェーダの古典医学書の一つである本書は、チャラカ、スシュルタと共にアーユルヴェーダの三大医とされるヴァーグバタによって記された。
アヌーロマナ……適切なタイミングで排泄を行うこと。
アーハーラ……季節や体質に応じた、健康維持のための食生活。
アビヤンガ……アーユルヴェーダ式オイル・マッサージ。
アーマ……心身に蓄積した未消化物や老廃物、または毒素。
オージャス……活力または免疫力。
オーシャディ……心身の不調や病いを治すための薬や療法。
カパ……トリ・ドーシャの一つ。「地」と「水」の要素から成る。安定性、粘着性、潤滑性といった性質を持つエネルギー。
ガーヤトリ・マントラ……ヴェーダにおいて最も重要かつ基本とされるマントラ。一般に、浄化のために、ヨーガやアーユルヴェーダのクラス、その他式典の前に唱えられる。
グナ……性質、特性または要素。
サットヴァ……トリグナの一つ。静寂、純粋性を表す。サットヴァが増えるとトリドーシャのバランスが取れ、より健康になる。
サモリナ……粗く惹いた小麦粉。パスタ用の粉。
ジャータラ・アグニ……胃腸に存在する、主要なアグニ。消化機能の中心的役割を果たす。
シュクラ・ダートゥ……七段階のダートゥ生成段階において最後に生成されるダートゥ。生殖器官の組織細胞。オージャス生成の役割を担う。

スヴェーダ……汗。

ダートゥ……身体を組織する七つの構成要素または組織細胞。ダートゥの各組織にアグニが内在し、組織内の代謝作用を行う。

タマス……トリグナの一つ。鈍性または重性を表す。増加すると怠慢となり、心身の活動が停滞する。カパに影響を与える。

チャラカ・サンヒター……アーユルヴェーダの古典医学書の一つである本書は、チャラカによって記された。

ディーパナ……ジャータラ・アグニが強く働く際の旺盛な食欲のこと。

トリ・グナ……三つの（トリ）グナ、つまり性質や特性。タマス、ラジャス、サットヴァの三つで表わされる。この三つのグナのバランスが、心の状態を左右する。

トリ・ドーシャ……三つの（トリ）ドーシャ、つまり生命エネルギー。ヴァータ、ピッタ、カパの三つで表わされる。この三つのドーシャのバランスが、身体の健康状態を左右する。

ネーティ……伝統的なヨーガ浄化療法の一つ。鼻孔から人肌程度に生温かい塩水を流し込み、反対側の鼻孔から出す。プラーナの通り道であるナーディを浄化することにより、より多くのプラーナを取り入れることができるため、体力や持久力が増す。花粉症やアレルギーなどにも効果あり。

パーチャナ……順調な消化吸収。

パーユシット……「死んだ食物」を意味する。食べ残しや冷凍食品のこと。

パンチャ・マハーブータ……パンチャ（五）・マハーブータ（元素）、「空」、「風」、「火」、「水」、「地」の五大元素を表す。

ブータ・アグニ……各五大元素に一つ存在するアグニ。ジャータラ・アグニに内在する。

ヴィハーラ……健康をサポートするライフスタイル。

ヴィールヤ……エネルギーまたは精力、活力。

プラーギャアパラーダ……知識や認識の誤り。
プラーナ……生命エネルギー。
プラーナヤマ……プラーナを取り入れるための呼吸法。
プラパーヴァ……特殊な作用。
プリシャ……大便。
マラ……身体から排出されるべき不純物または老廃物。
脈診……東洋医学では脈を診ることは、心臓の状態を判断するだけではなく、全ての臓器（肝臓、胃腸、腎臓、膵臓など）の状態を判断するために利用される。アーユルヴェーダでは、プラクリティ（体質）やヴィクリティ（ドーシャ・エネルギーのアンバランス）を判断するために用いられる重要な診断法の一つである。
ラサ……味、血漿、乳糜、分泌液。
ラジャス……トリグナの一つ。激性または動性を表す。増加すると、活動過多になり、怒りや苛立ちをもたらし、攻撃的になる。ヴァータ、ピッタに影響をもたらす。
リトゥチャーリア……季節による日常生活の過ごし方。
メードゥ……脂肪または脂肪組織。
ムートラ……小便。

本書には一般に聞き慣れない専門用語が多数存在します。できる限り説明したつもりですが、完全にはカバーできていないかもしれません。詳しく知りたい方やご興味のある方は、著者に直接問い合わせてください。

大平悦子　etsukoneem@yahoo.co.jp　09062768976
http://www.australia-ayurvedahouse.com/

［参考・引用文献］

1 ［引用：pp.3-4, Notes for Cert IV in Ayurveda Lifestyle Consultation, December 11, 2005, Ayurveda College Pty.Ltd］

2 ［引用：p.2, Notes for Cert IV in Ayurveda Lifestyle Consultation, December 11, 2005］

3 ［参照：Chapter1, Ayurveda and Panchakarma: The Science of Healing and Rejuvenation, Aunil Joshi, Lotus Press, 1997］

4 ［引用: pp.10-11, Chapter 17, Notes for Cert IV in Ayurveda Lifestyle Consultation, March 15, 2005］

5 ［同上］

6 ［参照：pp.3-5, Notes for Cert IV in Ayurveda Lifestyle Consultation, December 11, 2005］

7 ［参照: pp.15-20, Chapter 13, Notes for Cert IV in Ayurveda Lifestyle Consultation, February 15,　2006］

8 ［参照: Chapter 2, Notes for Cert IV in Ayurveda Lifestyle Consultation, November 19-20, 2005］

9 ［参照：Chapter1, Ayurveda and Panchakarma: The Science of Healing and Rejuvenation, Aunil Joshi］

10 ［参照：Chapter2-3, Ayurveda and Panchakarma: The Science of Healing and Rejuvenation, Aunil Joshi］

11 ［同上］

12 ［参照: Chapter 2, Notes for Cert IV in Ayurveda Lifestyle Consultation, November 19-20, 2005:「インドの生命科学アーユルヴェーダ」、上馬場和夫＆西川眞知子（共著）、1996、農山漁村文化協会］

13 ［引用: pp.4-12, Chapter 7, Notes for Cert IV in Ayurveda Lifestyle Consultation, November 30, 2005］

14 ［参照：pp.27-30, Notes for Cert IV in Ayurveda Lifestyle Consultation, December 11, 2005］

15 ［同上］

16 ［参照：pp.11-12, Notes for Cert IV in Ayurveda Lifestyle Consultation, December 14, 2005］

17 ［引用：pp.2-5, Chapter 5, 6, Notes for Cert IV in Ayurveda Lifestyle Consultation, November 26-27, 2005］

18 ［引用：pp.5-7, Chapter 5, 6, Notes for Cert IV in Ayurveda Lifestyle

Consultation, November 26-27, 2005]
19 [引用: pp.12-14, Chapter 7, Notes for Cert IV in Ayurveda Lifestyle Consultation, November 30, 2005]
20 [同上]
21 [参照: pp.14-21, Chapter 7, Notes for Cert IV in Ayurveda Lifestyle Consultation, November 30, 2005]
22 [参照: pp.21-25, Chapter 7, Notes for Cert IV in Ayurveda Lifestyle Consultation, November 30, 2005]
23 [引用：pp.7-9, Chapter 5, 6, Notes for Cert IV in Ayurveda Lifestyle Consultation, November 26-27, 2005]
24 [同上]
25 [引用：pp.4-8, Chapter 7, Notes for Cert IV in Ayurveda Lifestyle Consultation, November 30, 2005]
26 [引用：pp.11-14, Chapter 5, 6, Notes for Cert IV in Ayurveda Lifestyle Consultation, November 26-27, 2005]
27 [同上]
28 [同上]
29 [引用：pp.18-23, Notes for Cert IV in Ayurveda Lifestyle Consultation, December 11, 2005]
30 [同上]
31 [同上]
32 [同上]
33 [同上]
34 [同上]
35 [引用：pp.8-15, Chapter 13, Notes for Cert IV in Ayurveda Lifestyle Consultation, February 15 2006]
36 [引用：pp.2-6, Chapter 17, Notes for Cert IV in Ayurveda Lifestyle Consultation, March 15 2006]
37 [同上]
38 [参照：「平気でうそをつく人たち—虚偽と邪悪の心理学」M.Scott Perk（原著）、森英明（翻訳）、1996、草思社]
39 [同上]
40 [参照：pp.9-11, Chapter 17, Notes for Cert IV in Ayurveda Lifestyle Consultation, December 14, 2005]
41 [参照：pp.11-15, Chapter 20, Notes for Cert IV in Ayurveda Lifestyle Consultation, April 5, 2006]

◉著者・大平悦子(おおひらえつこ)

1975年1月7日生まれ。富山県出身。2002年Bond University(オーストラリア、クイーンズランド州)国際関係学修士、2007年Ayurveda College, Pty Ltd., Cert IV Ayurvedic Lifestyle Consultation(オーストラリア、クイーンズランド州、ニューサウスウェルス州)を習得、現在、同校にてAdvanced Diploma of Ayurveda習得中。オーストラリアに留学中、世界的に有名な医学博士Professor Jason Chandlerに出会い、アーユルヴェーダに深く関わるようになる。現在、オーストラリア、日本の両国においてアーユルヴェーダの推進、普及に従事する。Ayurveda College, Pty.(オーストラリア)所属。翻訳者、通訳者としても活動している。

本当の自分との出会い
アーユルヴェーダハウス

発　　行　2009年5月20日
発 行 者　平野　陽三
発 行 元　ガイアブックス
〒169-0074 東京都新宿区北新宿3-14-8
TEL.03(3366)1411　FAX.03(3366)3503
http://www.gaiajapan.co.jp
発 売 元　産調出版株式会社
印刷・製本　日経印刷株式会社

ISBN978-4-88282-706-1 C0047
Printed in Japan

ガイアブックスの本

改訂
アーユルヴェーダとマルマ療法

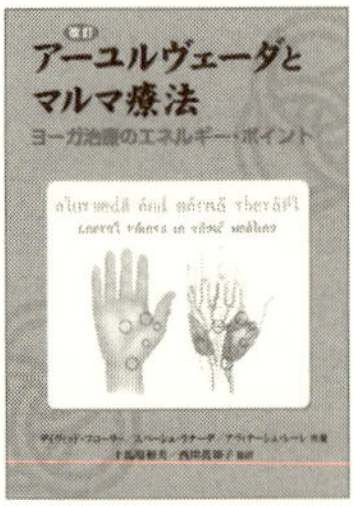

ヨーガ治療の
エネルギー・ポイント

デイヴィッド・
フローリー 他著

上馬塲和夫／
西川眞知子 監訳

上馬塲和夫 加筆

本体価格2,800円

マルマとは、アーユルヴェーダ独特の体のエネルギーポイント(ツボ)。マルマはヨーガのチャクラとナーディにつながっていて、心身のバランスをとるのに用いられる。ヨーガなど自然療法を学ぶ人、必携の一冊!

アーユルヴェーダ美容健康法

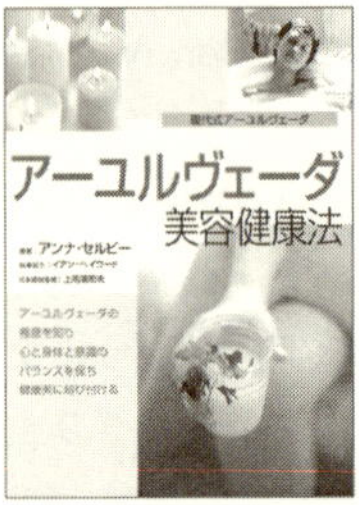

永遠の健康美を保つ
真のアンチ・エイジング

アンナ・セルビー 著
上馬塲和夫 監修

本体価格2,900円

はじめての人でも自宅でできるアーユルヴェーダの実践法を現代人向けにわかりやすく紹介。自分のドーシャを知ろう／ホームスパ／ヨーガの大切さ／食事による健康法／トリートメントによる健康法など。

ナチュラルヘルスシリーズ
実践 アーユルヴェーダ

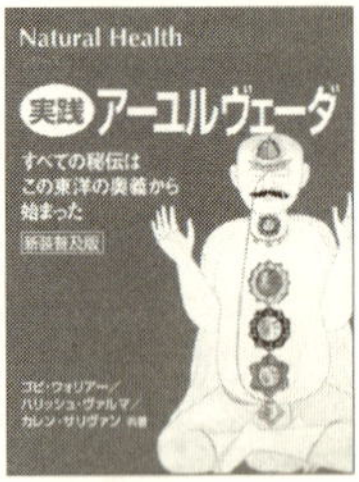

すべての秘伝は、
この東洋の奥義から
始まった

ゴピ・ウォリアー／
ハリッシュ・ヴァルマ／
カレン・サリヴァン 共著

本体価格980円

コンパクトサイズながら、アーユルヴェーダ療法の全体系を解明。ストレスの時代にあっても、シンプルなライフスタイルに従うことで、心身のバランスを保ち、最高の幸福を維持できる。

チベット医学の真髄

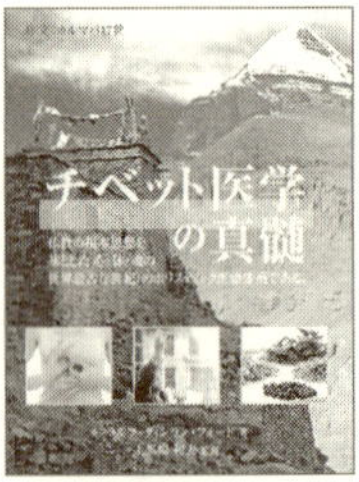

仏教の根本思想を
基とした 心・体・魂の
世界最古(8世紀)の
ホリスティック医療体系
である。

ラルフ・クィンラン・
フォード 著
上馬塲 和夫 監修

本体価格2,600円

チベット医学は1,000年以上の歴史を誇る由緒正しいヒーリングシステムです。食事とライフスタイルの改善、ハーブ療法、マッサージ、瞑想を組み合わせたホリスティックなアプローチであり、その独特のヒーリング術にはチベット仏教の偉大な導師たちの古来の知恵が活かされています。